病理学实验指导

主　编　杜月光

副主编　顾晶晶　汪丽佩　郑慧华　王　萍

编　委　武　为　章科娜

　　　　赵　娜　张　婷

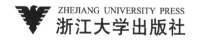

ZHEJIANG UNIVERSITY PRESS
浙江大学出版社

图书在版编目(CIP)数据

病理学实验指导 / 杜月光主编. —杭州：浙江大
学出版社,2019.11(2023.1重印)
ISBN 978-7-308-19674-1

Ⅰ.①病… Ⅱ.①杜… Ⅲ.①病理学—实验—医学院
校—教学参考资料 Ⅳ.①R36-33

中国版本图书馆 CIP 数据核字(2019)第 237587 号

病理学实验指导

杜月光 主编

责任编辑	秦　瑕
责任校对	王安安
封面设计	雷建军
出版发行	浙江大学出版社
	(杭州市天目山路148号　邮政编码310007)
	(网址:http://www.zjupress.com)
排　　版	杭州朝曦图文设计有限公司
印　　刷	杭州高腾印务有限公司
开　　本	787mm×1092mm　1/16
印　　张	6.5
插　　页	8
字　　数	170 千
版 印 次	2019 年 11 月第 1 版　2023 年 1 月第 3 次印刷
书　　号	ISBN 978-7-308-19674-1
定　　价	28.00 元

前　言

　　病理学是研究疾病病因、发生发展规律及其形态功能变化的一门学科。它不仅是医学的主干学科,也是联系基础医学和临床医学的桥梁课程。病理学的学习包括病理理论学习、大体标本与切片观察、病例讨论与分析。

　　病理学实验是病理学教学过程中的重要组成部分。通过对大体标本及显微镜下组织结构和病变特点的观察,联系其机能代谢变化及临床特点,有助于医学生对病理学基本知识的理解和掌握,以及实践能力和创新能力的培养。病理学涉及的组织器官病变类型多,大体和镜下改变多种多样,对初涉病理学的医学生来说,困难颇多,因此根据临床、口腔、预防、护理、中医及针推等专业的培养目标和要求,按照相关专业的教学大纲,结合实验室常用标本,我们编写了本教材。本书对大体标本和切片进行病变描述,指出观察要点,并附上病变典型的彩色照片,以利于学生对比观察,加深印象,提高实验效果。

　　病理学考试不仅是医学生必须经历的学习训练过程,而且是执业医师资格考试、研究生入学医学综合考试、临床基础知识与技能考试的重要部分。因此,我们将病理实验与考试训练合并编写,在每章后均配有思考题的内容,包括 A2 型选择题、病例讨论和问答题,其目的是让学生在实践中应用理论知识指导实践,加强病理与临床联系,培养学生临床思维能力以及应用已学知识分析问题和解决问题的能力,使其更好地理解和掌握病理学的基本理论内容,获得做医师必备的技能,成为动脑、动手能力均较强的开拓型人才。

　　本书实验部分是根据各系统、各器官不同疾病的基本病变写成的,鉴于各标本或切片来源不同,即使同一疾病的病理变化也不甚一致。因此,学生在使用本书时,不能死记硬背,应根据自己所观察的标本、切片的形态特征加以描述、分析和归纳,这样才能培养独立进行病理诊断的能力,才称得上学好了病理学。

　　由于编者的认识深度及经验有限,本书仍可能存在缺憾和不当之处,敬请同行和读者提出宝贵意见,以便今后修订时改进和完善。

杜月光

2019 年 9 月

目　录

第一章　病理学实验须知

一、实验课的目的和意义

病理学是研究疾病的病因、发生发展的规律及其形态变化的一门学科。它不仅是主要的基础医学学科，而且是联系基础医学和临床医学的桥梁学科。病理学还具有临床性质，可用于临床诊断。病理诊断是各种临床诊断中较有权威性的。病理学实验是学习病理学的实践过程，对获得病理学知识十分重要。肉眼及光镜观察病变组织、器官，并联系机能、代谢变化和临床症状、体征，有利于加深对理论知识的理解，从而较牢固地掌握病理学基本知识。观察、描述大体标本、组织切片各种病变，学会"形态学观察"的基本方法和实验技能，可培养学生科学的思维及实事求是的作风，提高其独立思考、分析和解决问题的能力。总之，病理学实验学习，要做到三个联系，理论与实验联系，大体与切片联系，病理与临床联系，为今后临床课的学习及将来临床医学实践和医学科学研究奠定良好的基础。

二、病理学实验内容和方法

病理学实验内容包括大体标本观察、病理组织切片观察及病理学临床病例讨论等，其中最主要的是对大体标本和组织切片的观察。

(一)大体标本的观察方法

大体标本多用10％中性福尔马林溶液固定，并用一定的固定液封存于标本瓶中供肉眼观察。固定液为无色透明液体，固定后标本组织呈灰白色，血液呈黑褐色，其颜色和硬度与新鲜标本有一定差异，观察时应注意。对大体标本应按一定的顺序进行观察，养成有条不紊、认真细致、全面观察的良好习惯。

1.判定疾病发生的器官部位

首先运用正常人体解剖学知识辨认标本是什么脏器，是哪一侧(如左、右肺)或是该器官的哪一部分(如肠道的何段)。然后依次观察描述：

(1)器官的大小、重量、形状(注意是否变形)、颜色、硬度(硬、软、韧或脆)、光滑度(平滑或粗糙)、透明度(器官的包膜是菲薄、透明或增厚、混浊)等有无异常。

(2)对切开的实质性器官由外向内逐一进行观察，即被膜—实质—腔道、血管—其他附属装置。如肝脏，被膜—肝实质—胆管、血管—肝门等。

(3)空腔器官由内向外逐一进行观察。如胃，胃腔—胃内容物—胃黏膜—黏膜下层—肌层—浆膜层等。

2.判定该标本中病理变化

运用所学病理学知识，寻找病变部位、观察病变组织，并对病变形态进行描述，其描述方法如下。

(1)分布与位置：观察病灶在器官的哪一部位及其分布情况。

（2）数量：单个或多个，弥漫或局部。

（3）大小：体积以长×宽×厚表示，面积以长×宽表示，长、宽和厚以厘米（cm）为单位。也可以用较常见的实物来形容，如粟粒、黄豆、核桃、鸡蛋、苹果来描述大小。

（4）形态：用球形、半球形、椭圆形、三角形、菜花形等描述。

（5）颜色：可以用单色、双色或多色描述，如灰白色、红褐色、灰黄色等。充血出血常呈暗红色（出血经福尔马林固定后呈黑色），脂肪成分常呈黄色，含黑色素的组织呈黑色，坏死组织呈灰黄色。

（6）硬度：可形容为软如脑髓、硬如坚石。

（7）与周围组织关系：境界清楚或模糊，有无压迫或破坏。

3.病变的观察与联系

在学习、观察一种病变时尽量做到三个联系，以提高分析综合问题能力，训练逻辑思维和推理能力：

（1）把静止的疾病病理标本与该病变在活体时发生、发展到结局的辨证过程联系起来，加深对理论知识的理解。

（2）从病理大体标本的病变出发，联系病理组织切片中会出现的改变，以求从宏观到微观掌握该病变。

（3）以病理标本的病变为基础，联系该病变的临床表现，为将来学习有关临床课搭建桥梁。观察病理大体标本要全面细致，进行推理要有科学依据，防止主观猜测，即肯定要有证据，否定要有根据，以培养严谨的科学作风，主动训练逻辑思维和推理等能力。

（二）病理组织切片的观察方法

病理组织切片标本取材于固定后的大体标本，经脱水、透明、浸蜡、包埋、切片及苏木素-伊红染色制成。苏木素-伊红染色是病理组织切片的常规染色，经染色细胞核呈紫蓝色，胞质呈红色。

观察病理组织切片亦应遵循一定的顺序，对疾病的认识是一个从粗到细、由浅入深的过程。只有按一定程序才能使这种认识逐步加深和准确。

1.肉眼观察

（1）判定是什么组织或器官。肉眼观察组织切片的形状、颜色特点，可判断大部分切片是什么组织或器官，如心肌、肝、肾、肺、血管等。

（2）判定病变所在部位。肉眼观察切片的密度、颜色等是否一致。有明显不一致的地方，很可能是病灶所在之处，在用显微镜观察时尤其要注意。

2.低倍镜观察

辨别出切片的上下面，放在显微镜载物台上，用10×低倍镜观察。

（1）观察方法：观察时应从切片的一端开始，一个视野挨着一个视野地连续观察以免遗漏小的病变。实质器官由外向内观察，如脾脏顺序为被膜—脾小梁—红髓—脾小体—脾门；空腔脏器由内向外观察，如胃肠顺序为黏膜层—黏膜下层—肌层—浆膜层。全面观察后，再有选择地重点、细致观察。

（2）观察内容：注意观察是何组织、器官；发生什么病理变化及病变的性质、病变的程度、病变波及的范围。低倍镜是病理组织学观察的基础，大部分病理组织切片的观察是在低倍镜下进行的。因此，实验时应训练自己用低倍镜观察病变的能力，一开始就用高倍镜观察病变,会影响对病变的全面了解。

3.高倍镜观察

在低倍镜下全面观察后,有重点地选择一些部位在高倍镜下进行更细致的观察。直接用高倍镜观察,因其倍率高而使看到的面积小,不容易看清全局,不容易找到病变。此外,如果直接用高倍镜观察,容易因调节焦距而损坏镜头或切片。因此,一般应在低倍镜下找到需要用高倍镜观察的部位之后,把该部位移到低倍镜视野中央,再换用高倍镜进行观察。

4.建立"立体"观念进行观察

观察病理组织切片时,应从"立体"的观念去观察、理解和解释看到的现象。切片中所见到的组织只不过是一个 $4\sim8\mu m$ 厚的组织断面,对切片上所显示出来的成分的了解,必须建立在立体观念上。例如,血管的横切面管腔是近似圆形的,而其纵切面的管腔则为长柱形的,正好切到血管壁上则见不到管腔。可见同一成分因切面不同会显示出不同的形态。从立体观念出发不仅可以识别组织成分,也可以全面了解病变。

(三)病理学临床病例讨论

临床病例讨论是病理学教学重要的内容之一,也是学好病理学的有效方法。案例式教学可将病理学知识与临床知识有机地结合起来,增强病理教学的趣味性和艺术性,并可将素质教育有效地贯穿在病理学教学中。因此,通过病例分析,一方面有利于帮助学生复习巩固理论知识,另一方面可培养医学生综合素质,提高学生创造能力及实际解决问题的能力。

病例讨论一般包括:①做出诊断并提出诊断依据;②分析病情发展经过与转归;③对某些临床表现的病理学基础进行分析;④对死亡原因进行分析等。

三、病理学实验报告的书写

书写病理学实验报告是病理学基本技能,包括对指定病理标本的描述、绘图、诊断。通过书写实验报告,可培养认真准确记录科学结果的作风,提高观察、分析和描述病变的能力。对病理标本的描述一定要真实,不可主观臆造,也不能照抄书本,应通过病变描述加以分析,综合做出诊断。

绘制病理组织学简图是学好病理学知识的有效方法之一。绘制病理组织学简图,首先要求全面、仔细观察切片,正确找到、看清病变结构。绘图力求重点扼要,能表示出病变即可,不要求在绘画技术方面过多地下功夫,避免把过多的时间用于绘图,影响观察。绘图时组织成分的大小要比例适当,相互关系要正确,要有文字注释。文字注释放在图的左、右两侧,要求字迹清楚,病变特点突出。绘图用红色和紫蓝色笔即可,色彩使用要准确。

四、实验课的基本要求

(1)实验前认真预习实验指导的有关内容,了解实验目的和要求,并结合实验内容复习课堂上已讲授的相关理论知识,做到上实验课时心中有数。

(2)实验中要树立严谨、诚实的科学态度,执行正规、准确的技术操作,耐心、细致地观察,客观地记录或描述。切忌敷衍、马虎和主观臆断。

(3)实验观察和掌握各种病变器官的组织结构改变及病理变化特点,绘制病理组织学简图。

五、实验注意事项

(1)爱护显微镜、教学标本、病理切片以及实验室其他用具,不得损坏。

(2)实习前仔细阅读实习指导,复习有关理论,了解实习目的与要求。

(3)保持实验室安静,在实验室内应专心实验,不许做其他工作。

(4)实行卫生值日制,保持实验室整洁。

(5)遵守实验室各项规章制度。

第二章 病理学实验基本技术

第一节 病理常规切片制作及 HE 染色

在病理学实验课中,要观察大体标本和镜下标本。为了能更好地掌握实验课中所学的知识和内容,尤其是镜下标本,熟悉病理组织的制片技术非常重要。

组织制片是组织学、胚胎学、病理学、法医学及生物学等学科观察和研究组织、细胞的正常形态和病理变化的常用方法。组织制片技术包括两种:一是组织切片法,如石蜡、冰冻切片等;二是细胞涂片。其中石蜡切片是日常病理检验工作中最常用的制片技术,其次是冰冻切片。下面就以石蜡切片为例,介绍整个制片过程。

一、取材

取材是根据实验目的和要求以及病变的程度,从大体标本上切取适当大小的组织材料,是切片制作程序中的首要步骤。取材不当将直接影响临床病理诊断和科研工作的效果。因此,在组织取材时应遵循以下原则:

(1)及早取材,愈新鲜愈好,以防组织死后变化。

(2)取材刀具要锋利,切取标本时不可来回硬压硬拉。尽量避免使用有齿镊子或血管钳,夹取组织时不可猛夹猛压,以免造成组织人为挤压变形,导致诊断困难或错诊、漏诊。

(3)标本应选择病变或可疑病变部位、周围正常组织交接部位和包膜(浆膜)部位,要充分暴露病变与周围组织的关系。

(4)切取组织宜小不宜大,长宽一般为 1.5~1.8cm,厚度以 0.2~0.3cm 为宜。微小易碎标本为避免破损或丢失应以纱布包裹,但包裹前纱布必须浸湿,以免标本粘在纱布上。

(5)取材后要做好标记,以防混乱造成差错。取材后剩余组织应保留,以便复检或他用。

二、固定

固定是将需保留制成标本的脏器或病变组织浸入固定液,保持器官、组织和细胞固有形态结构和位置的过程。所用的化学试剂称固定剂或固定液。固定的目的在于:①防止组织、细胞自溶与腐败,保持良好结构;②使组织细胞内的一些成分和病理代谢物,如蛋白质、脂蛋白、脂肪、糖类、色素和微生物等可以沉淀或凝固,使其定位在原有部位;③固定剂兼有硬化作用,可增加组织硬度,便于制片;④在免疫组织化学染色中,固定还可以保持组织细胞的抗原性。若组织固定不良,则在后续标本制备过程中无法加以纠正。因此,组织的正确固定具有重要意义。

固定液有多种,由一种化学物质组成的称为单纯固定液;由多种化学物质组成的称为混合固定液。甲醛是一种临床广泛使用的固定剂,其渗透性较强,固定均匀,能增加组织的韧性,使组织轻微收缩,这样可以保持组织细胞的固有形态,染色后颜色清晰。甲醛原液浓度为40%。用于组织固定的浓度为4%甲醛(即1份甲醛原液+9份水的比例配成),俗称10%福尔马林。

(1)固定容器:固定组织时应选择合适的容器。一般容器的容积应是组织的10~15倍,且标本瓶应选择口较大为宜。

(2)固定液体的量:一般应为组织块总体积的5~10倍,最少不应低于5倍。新鲜标本应及时放入适当固定液中。

(3)固定时间:一般为3~24h,根据标本体积大小不同固定时间有所不同,组织越大、越厚,固定时间应越长,反之亦然。

(4)固定温度:大多数可室温(25℃)固定,在低温(如4℃)固定时,应适当延长固定时间。而对于酶反应的固定液,一般都要置于冰箱在低温条件下进行固定。

(5)固定液危害:任何固定液对人体都有一定损害作用,必须选取密闭固定容器,以防固定液挥发损伤身体。切忌与固定液直接接触,以免损伤皮肤。

脱钙:骨和已钙化的病变组织,必须脱去钙盐才能切片。常用的脱钙液:①盐酸脱钙液,由盐酸和甲酸各20mL,蒸馏水100mL配制而成。②5%硝酸溶液,一般需1~3d。脱钙后以流水冲洗干净。

三、切片制作——石蜡包埋技术

固定后的组织必须彻底清洗,将固定液洗去,防止组织中留有较多固定液而影响脱水剂的脱水效果,甚至在组织中形成沉淀物或结晶从而影响观察。经水洗后再按步骤进行脱水、透明、浸蜡和包埋,包埋好的组织块再按需要进行切片、染色。具体步骤按顺序叙述如下:

(一)脱水

脱水是将组织内的水分用脱水剂置换出来的过程,以使透明剂能渗透到组织中,同时组织又不出现收缩变形等变化。乙醇溶液为组织制片中最常用的脱水剂,脱水能力较强,并可硬化组织。但乙醇穿透速度很快,对组织有明显的收缩作用。因此在乙醇作为脱水剂时,应先从浓度较低的乙醇开始,然后再依次增加浓度。一般先从70%乙醇溶液开始,经80%、90%、95%,最后至无水乙醇。如果组织脱水不尽,随后的透明、浸蜡都会受到影响。脱水时间应视组织种类,组织块大小、厚薄和固定剂的不同而异。但要注意脱水剂不宜使用太久,应及时更换。

(二)透明

透明是组织经脱水后,用既能与脱水剂相混合又能溶解石蜡的溶剂,将脱水剂置换出来,以利于后续石蜡浸蜡的过程。二甲苯溶于酒精又能溶解石蜡,为最常用的透明剂,但它对组织的收缩作用强,易使组织变硬变脆。因此,在二甲苯中透明时间不宜过长,以达到组织透明为度。透明时,0.3~0.4cm厚的小组织块一般经过2~3次纯二甲苯,每次10~30min即可。

(三)浸蜡

浸蜡是组织块经透明后,在熔化的液状石蜡内浸渗的过程。浸蜡的目的是将石蜡均匀地浸渗至组织中,使组织的硬度与石蜡相似,以利于切片。一般用于浸蜡的石蜡熔点为54～60℃,在能够保持54～60℃的温箱内进行,浸蜡时间约3～4h。为了尽可能排除透明剂,浸蜡可以分两次或三次进行,第一次浸蜡时间以较短为宜,且此步中有透明剂残留,因此应及时更新,以免影响浸蜡质量。

(四)包埋

组织块经过浸蜡后,用包埋剂(石蜡)包起的过程称为包埋。包埋后即为含有组织的蜡块,可使组织达到一定硬度和韧度,有利于切成薄片,包埋后的组织可以长期保存。包埋过程中应注意石蜡温度不宜过高,一般要求60℃左右。包埋应将组织病变面即切面放在下面,尽可能将组织放平,在不损伤组织的前提下用镊子轻压。对于多块组织包埋于一个蜡块,应注意要紧密靠拢以求成直线或方块使之便于切片。

(五)切片

组织经石蜡包埋制成蜡块,用切片机制成薄片的过程为切片。它是现阶段病理诊断最常用、最普遍的一种制作方法。切片机是切制病理切片的专用机器。一般的切片厚度要求在3～5μm。将切出的片子放在水浴锅中展开,经捞片、贴片、烤片后即可进行染色。

(六)染色

通过染色剂和组织细胞相结合,可使切片的细微结构显示不同颜色,在光学显微镜下可观察到组织细胞的各种成分。在组织切片技术中,最广泛应用的是苏木素和伊红染色,又称常规染色,或称HE染色。

1. HE染色原理

(1)细胞核染色的原理:细胞核内的染色质主要是脱氧核糖核酸(DNA),带负电荷,呈酸性,很容易与带正电荷的苏木素碱性染料结合而被染色。而苏木素在碱性溶液中呈蓝色,因此细胞核经HE染色后在切片上显示为蓝色。

(2)细胞质染色的原理:伊红是一种酸性染料,在水中离解成带负电荷的阴离子,与蛋白质的氨基正电荷结合,因此细胞质、红细胞、结缔组织、嗜伊红颗粒等被染成不同程度的红色,与蓝色形成鲜明对比。

(3)HE染色中的二甲苯、乙醇和水洗作用:经过温箱干燥的切片中尚含有石蜡,必须用二甲苯脱去切片中的石蜡,使染料易于浸入组织细胞,这种利用二甲苯将切片中的石蜡彻底清除的过程称为脱蜡。组织切片脱蜡应彻底,脱蜡不干净是影响切片染色的重要原因之一。染色后二甲苯还能起到透明切片的作用,以利于光线透过。脱蜡后为了防止二甲苯影响染色还需将切片中的二甲苯完全清除。无水乙醇可以和二甲苯互溶,切片依次经无水乙醇、95%乙醇溶液、80%乙醇溶液逐渐洗脱切片中的二甲苯,此过程又称为水化。而在伊红染色后则由乙醇浓度递增的乙醇逐渐脱去组织中的水分。在脱蜡经乙醇处理后,需用自来水冲洗切片,使切片中进入水,才能使苏木素染液进入细胞核,使细胞核染色。染色后的水洗是为了洗去未与组织结合的染液。

2. HE染色试剂的配制

(1)苏木精染液:苏木精染液配制方法有多种,Harris苏木精染液是最常用的一种。

配方:苏木精1g,无水乙醇10mL,硫酸铝钾20g,蒸馏水200mL,氧化汞0.5g,冰醋酸8mL。

配制步骤:先用无水乙醇溶解苏木精,用蒸馏水加热溶解硫酸铝钾,再将这两种溶液混合后煮沸(约1min),离火后向该混合液中迅速加入氧化汞,并用玻璃棒搅拌至变为紫红色(此时有大量气泡产生,容器宜大,以防液体溢出),随即用冷水冷却至室温,然后加入冰醋酸并混匀,过滤后使用。

(2)伊红溶液:常用的为0.5%水溶性伊红溶液。

配方如下:伊红Y 0.5g,蒸馏水100mL。

配制步骤:先用少许蒸馏水溶解伊红Y,然后加入全部蒸馏水,用玻璃棒搅匀。

(3)1%盐酸乙醇分化液:36%~38%的盐酸1mL,75%乙醇溶液99mL。

3.苏木素-伊红(HE)染色步骤

(1)二甲苯Ⅰ脱蜡10min。

(2)二甲苯Ⅱ脱蜡5min。

(3)二甲苯Ⅲ脱蜡5min(脱蜡要彻底,可以适当延长时间)。

(4)无水乙醇洗去二甲苯1min×2次。

(5)95%乙醇溶液1min。

(6)90%乙醇溶液1min。

(7)85%乙醇溶液1min。

(8)80%乙醇溶液1min。

(9)流动自来水冲洗1min。

(10)苏木素染液1min(时间根据染液新旧程度和组织类别可以调整)。

(11)流动自来水冲洗1min。

(12)1%盐酸酒精分化数秒(2~3s,组织颜色由紫色变成偏红色),立即放入自来水中充分洗净终止分化。

(13)1%氨水返蓝30s,自来水或蒸馏水洗1min。

(14)伊红染液1min(时间根据染液新旧程度和组织类别可以调整)。

(15)流动自来水冲洗。

(16)80%乙醇溶液30s。

(17)90%乙醇溶液30s。

(18)95%乙醇溶液Ⅰ 1min。

(19)95%乙醇溶液Ⅱ 1min。

(20)无水乙醇Ⅰ 1min。

(21)无水乙醇Ⅱ 2min。

(22)二甲苯Ⅰ 1min。

(23)二甲苯Ⅱ 1min。

(24)二甲苯Ⅲ 1min。

(25)中性树胶封片,注意封片中不要有气泡。

4.染色结果

细胞核呈蓝色;细胞质、红细胞、结缔组织、嗜伊红颗粒等被染成不同程度的红色,与蓝色形成鲜明对比。钙盐和各种微生物也可染成蓝色或紫蓝色。

第二节　常用组织和细胞化学染色

组织和细胞化学染色技术一般称为特殊染色,是应用化学反应原理,在切片上滴加某种化学试剂,使之与组织或细胞中的生物化学物质(如蛋白质、酶类、糖类、脂类等)结合,再用显色剂使之显色,达到定位、定性地显示组织或细胞中的某种物质成分的研究方法。其结果可用显微镜和电镜观察,结合定量病理学技术,还可对有关成分进行定量,反映出组织细胞代谢的变化。

对一些代谢性疾病的诊断价值有:

(1)用于显示在常规染色中不明显的形态结构或物质成分,如 Gridley 染色能突出显示感染的霉菌。

(2)区别和确定在常规 HE 染色中不能鉴别的病变。如 Van Gieson 染色可以从颜色上区分胶原纤维和平滑肌纤维;又如脂肪染色可以区分和确定胞浆内的空泡是脂肪变性还是水样变性。

(3)显示与观察在常规 HE 染色中不能看到的组织及细胞成分,如网状纤维成分、神经细胞的突起、结核杆菌等。

一、糖原过碘酸-Schiff(PAS)染色

糖原是单纯的多糖,在正常人体和动物的心肌、骨骼肌和肝脏中含量丰富,多存在于细胞质内。PAS 染色为糖原的常规染色法,在明确细胞内空泡的性质、糖原贮积病的诊断等方面具有重要作用。

1. 染色原理

高碘酸是一种氧化剂,能氧化糖类结构的碳键。它使 1,2-乙二醇或氨羟基的碳键打开变成醛类化合物,暴露出游离醛基与无色品红结合,生成新的紫红色品红复合物而呈红色。

2. 试剂配制

(1)1%过碘酸水溶液:过碘酸 1g 加入蒸馏水 100mL 内。

(2)Schiff 液:蒸馏水 200mL,煮沸去火加入碱性品红 1g,搅拌 5min;冷却至 50℃过滤,加入 1mol/L 盐酸 20mL;冷却至 25℃再加亚硫酸氢钠 2g 摇荡,同时密闭瓶口置于暗处或冰箱 4℃过夜。加活性炭 2g,摇荡 1min,静置 30min,过滤。避光保存于 0~4℃冰箱内。

3. 染色步骤

(1)石蜡切片,烤片后脱蜡水化。

(2)1%过碘酸氧化 5min。

(3)自来水冲洗 1min。

(4)Schiff 染色 20min。

(5)流动自来水冲洗 5min。

(6)1%盐酸酒精分化数秒。

(7)流动自来水冲洗。

(8)95%乙醇溶液、无水乙醇快速脱水,二甲苯透明,中性树胶封固。

4. 染色结果

糖原及其他 PAS 阳性反应物质呈红色,细胞核呈蓝色。

二、胶原纤维 Masson 三色染色法

1. 试剂配制

(1)丽春红酸性液:丽春红 0.7g,酸性复红 0.35g,蒸馏水 99mL,乙酸 1mL。

(2)0.2％乙酸水溶液:冰醋酸 0.2mL,蒸馏水 100mL。

(3)1％磷钼酸水溶液:磷钼酸 1g,蒸馏水 100mL。

(4)2％苯胺蓝水溶液:苯胺蓝 2g,蒸馏水 100mL,乙酸 2mL。

(5)1％亮绿水溶液:亮绿 1g,蒸馏水 100mL,乙酸 1mL。

2. 染色步骤

(1)石蜡切片,烤片后脱蜡水化。

(2)用苏木素染液染细胞核 5～10min。

(3)充分水洗,1％盐酸乙醇分化,0.1％氨水返蓝,水洗。

(4)蒸馏水洗。

(5)丽春红酸性液染 5～10min。

(6)用 0.2％乙酸水溶液洗 1min。

(7)1％磷钼酸水溶液分化 1～2min。

(8)1％亮绿或 2％苯胺蓝染 2min。

(9)用 0.2％乙酸水溶液洗 1min。

(10)95％乙醇溶液、无水乙醇快速脱水,二甲苯透明,中性树胶封固。

3. 染色结果

胶原纤维、黏液、软骨呈绿色(如苯胺蓝染色则为蓝色),肌肉、纤维素、红细胞呈红色,核呈黑蓝色。

4. 注意事项

(1)组织固定起着非常重要的作用,使用不同的固定液要适当延长或者缩短染色时间。

(2)磷钼酸分化要在显微镜下控制,分化到胶原纤维呈淡红色、肌纤维呈红色即可。

(3)水洗、乙醇脱水要快,否则很容易褪色。

(4)用 0.2％乙酸水洗,可使色彩更清晰鲜艳。

(5)苏木素染核有时也可以省略。

三、脂类物质的染色(苏丹Ⅲ或Ⅲ、Ⅳ脂肪染色法)

1. 染色原理

苏丹染料染色的机理一般认为纯属物理学的脂溶作用和吸附作用。苏丹类染料在脂质中溶解度大于在有机溶剂中溶解度,所以染色时便从染液中转移到被染的脂质中去,使脂质呈现出染液的颜色。

2. 试剂配制

苏丹Ⅲ或Ⅲ、Ⅳ0.5g,70％乙醇溶液 50mL。70％乙醇溶液与丙酮先混合后加苏丹染料,摇动、充分溶解,于磨口瓶内储存以防止挥发,1～2d 过滤后使用更佳。

3. 染色步骤

(1) 组织冰冻切片，蒸馏水稍洗。

(2) 苏木素染核 1～2min，变蓝后水洗。

(3) 70％乙醇溶液浸洗片刻。

(4) 加入苏丹染色剂 5～15min。染色过程中尽可能密封防止试剂挥发，如加温至 56℃，染色时间可缩短。

(5) 70％乙醇溶液洗去多余染液。

(6) 95％乙醇溶液、无水乙醇快速脱水，二甲苯透明，中性树胶封固。

4. 染色结果

中性脂肪呈猩红色（苏丹Ⅳ）、橙红色（苏丹Ⅲ），细胞核呈蓝色。

5. 注意事项

(1) 脂肪染色需冰冻切片。

(2) 在染色过程中必须防止染料发生沉淀，故切片放入染液时需密封。

(3) 苏丹染料容易褪色，需用密闭盒收藏。

第三节　免疫组织化学技术

免疫组织化学技术是利用抗原与抗体间特异性结合的原理，对组织或细胞中的特定抗原或抗体进行定位、定性或定量研究的一门技术，由免疫学和传统的组织化学互相结合发展而来。免疫组织化学技术用标记的抗体（或抗原）与组织细胞内的特异抗原（或抗体）结合，形成带有标记物的抗原抗体复合物，用荧光显微镜、光学显微镜或电镜对反应物进行观察。凡能作为抗原或半抗原的物质如蛋白质、多肽、核酸、酶、激素、受体、病原体等均可以应用该技术进行定位、定性或定量检测。

免疫组织化学技术除了具有特异性强和灵敏度高等特点外，最大优点是能将形态学改变与功能和代谢相结合。它一方面保持了传统技术对组织和细胞的客观、细致观察的优点，另一方面，克服了生物化学、传统免疫学反应只能定性和定量不能定位的缺点。该技术已成为生物医学各学科领域的重要研究手段，在生物学、医学等领域的研究和诊断中日益显示出巨大的实用价值，尤其在肿瘤病理学中已成为常规的诊断方法，如对淋巴细胞表面标志物、免疫球蛋白的检测，内分泌激素的检测，肿瘤相关抗原的检测，细胞内酶或其他物质的检测等。

根据标记物的不同，免疫组织化学染色可分为免疫荧光组织化学技术、免疫酶组织化学技术、免疫金银及铁标记技术等。按染色步骤可分为间接法、双标记或多重标记法；按结合方式可分为抗原抗体结合（如 PAP 法和标记的葡聚糖聚合物法）和亲和连接（如 ABC 法、标记的链亲和素-生物素法）等。其中葡聚糖聚合物法和标记的链亲和素-生物素法是最常用的染色方法，阳性信号呈棕褐色细颗粒状。

一、免疫荧光组织化学技术

1.基本原理

免疫荧光组织化学技术的原理是将荧光素通过共价键与抗体结合成为荧光标记抗体,荧光标记抗体再与组织或细胞内的相应抗原特异性结合,形成带有荧光素的抗原抗体复合物。在荧光显微镜下,组织或细胞内的相应抗原处的荧光素发出明亮的荧光。根据荧光所在的部位、强度,即可对抗原进行定位、定性或定量检测。

荧光素是一类能在紫外线或蓝紫光的照射下被激发而发出荧光的染料,常用的荧光素见表 2-1。

表 2-1　常用的荧光素

荧光素	最大发射光谱	最大吸收光谱	荧光颜色
异硫氰酸荧光素(FITC)	$520 \sim 530$nm	$490 \sim 495$nm	黄绿色
四甲基异硫氰酸罗达明(TMRITC)	620nm	550nm	橘红色
四乙基罗达明(RB200)	$595 \sim 600$nm	570nm	橘红色

免疫荧光技术可分为直接法和间接法。直接法是将荧光素标记在特异性抗体上,用标记的已知抗体与组织或细胞内相应的抗原反应,其特异性强,操作简便,但敏感性低,目前较少用。间接法是将荧光素标记在第二抗体(简称二抗)上。即先用非标记的特异性抗体与组织或细胞内的相应抗原反应,再与标记有荧光的抗体与特异的抗体结合(即特异性抗体为荧光抗体的抗原),形成抗原-特异性抗体,间接法荧光抗体复合物带有的荧光抗体比直接法更多,所以比直接法更灵敏。

当同一组织或细胞标本上需要检测 A、B 两种抗原时,可进行双重免疫荧光染色。在用间接法进行双重免疫荧光染色时,最好选择来自不同种属的两种特异性抗体,如兔抗 A 抗原的抗体和小鼠抗 B 抗原的抗体,并用两种不同的荧光素分别标记与两种特异性抗体相匹配的间接荧光抗体,如以 FITC 标记羊抗兔 IgG,以 TMRITC 标记羊抗小鼠 IgG。先用两种特异性抗体按适当的比例混合后孵育标本,漂洗去除多余的特异性抗体后,再用两种带有不同荧光素的间接荧光抗体混合后孵育切片。荧光显微镜下选择相应的滤光片观察,发出黄绿色荧光的部位即 A 抗原所在,发出橘红色荧光的部位即 B 抗原所在。

2.免疫荧光间接法染色具体步骤

(1)石蜡切片脱蜡、水化后,用 pH 7.4 左右的 0.01mol/L 磷酸缓冲液(PBS)漂洗 2～3 次,每次 5min。

(2)0.3% Triton X-100 室温孵育 20min,以增加细胞膜的通透性(细胞膜抗原可省略此步骤);PBS 漂洗 3 次,每次 5～10min。

(3)含 3%的牛血清白蛋白(BSA)室温孵育 20～30min,封闭组织或细胞内与抗体非特异性结合的位点。

(4)不洗,尽量吸取血清,滴加第一抗体(简称一抗),置湿盒内 37℃孵育 30min 或 4℃过夜。

(5)PBS 漂洗 3 次,每次 5～10min。

(6)吸水后,滴加与特异性抗体种属匹配的荧光素标记抗体,置于湿盒内 37℃ 孵育 30min 或室温 2h。

(7)PBS 漂洗 3 次,每次 5～10min。

(8)10％甘油 PBS 封片,荧光显微镜下选择相应的滤色片观察结果。

注:骨髓细胞、血细胞、脱落细胞等游离细胞及培养细胞制成涂片,用丙酮、乙醇、甲醇或甲醛固定;贴壁生长的培养细胞在盖玻片上或培养板孔内固定。固定液的浓度丙酮 100％,乙醇 100％,甲醇 100％,甲醛或多聚甲醛 4％,固定时间一般在 10～30min。

3.结果

荧光显微镜下,细胞上的荧光清楚,背景干净。

4.注意事项

(1)切片必需贴在涂有黏附剂的载玻片上,否则易掉片;

(2)在滴加抗体前,用吸水纸尽量吸取多余的血清或者水,以免稀释加入的抗体。但又要保持组织切片的湿度,否则易形成非特异性着色;

(3)要设对照实验,排除试剂和方法的干扰,染色过程要尽量避光。

二、免疫酶组织化学技术

免疫酶组织化学技术是继免疫荧光发展起来的技术,是目前最常用的技术。

1.基本原理

免疫酶组织化学技术是将酶标记的抗体与组织或细胞作用,然后加入酶的底物,生成有色的不溶性产物或具有一定电子密度的颗粒,通过光镜或电镜,对细胞表面和细胞内的各种抗原成分进行定位研究。常用的标记酶有辣根过氧化物酶(HRP)、碱性磷酸酶(AKP)、葡萄糖氧化酶(GOD)等,其中以 HRP 最常用。标记在抗体上的 HRP 分解底物 H_2O_2 产生原子氧,后者使同时加入的无色还原性染料(供氢体)转化为有色的氧化性染料沉积于抗原所在的局部,被检抗原得以标识。最常用的供氢体是 3,3-二氨基联苯胺(DAB),反应产物呈棕色,不溶于水,不易褪色,电子密度高。与免疫荧光技术相比的主要优点是:定位准确,对比度好,染色标本可长期保存。

免疫酶组织化学技术可分为直接法、间接法和非标记抗体酶法。直接法是将酶(如 HRP)直接标记在特异性抗体上,然后与组织中的相应抗原相结合,形成抗原-抗体-HRP 复合物,最后进行显色。间接法是将酶标记在第二抗体上(二抗为抗一抗的抗体),形成抗原-一抗-二抗-HRP 复合物,然后进行显色。该法要求二抗与一抗应是不同种属的动物产物。间接法应用广泛,只需标记一种二抗就可以检测众多相同种属来源的一抗。

由于在酶标记抗体过程中可降低部分抗体和酶的活性,抗体的效价降低,另外,血清中的非特异性抗体也可被酶标记,引起非特异性背景,因此,非标记抗体免疫酶法得到了发展。其基本原理是先用酶(HRP 或 AKP)去免疫动物,使其产生抗酶抗体,再将该抗酶抗体与酶结合,形成五环的复合物,例如抗辣根过氧化物酶复合物(PAP)、抗碱性磷酸酶复合物(APAAP)等复合物。这些复合物由于没有一个抗体受到共价键标记,保留了免疫活性,敏感性大大提高。非标记抗体免疫酶常用的有酶桥法、PAP 法、APAAP 法。

多聚螯合物酶法是以高分子葡聚糖多聚化合物或氨基酸为骨架,与抗体结合,将抗体(一抗或二抗)与 HRP 结合在一起,形成葡聚糖＋HRP＋抗体的巨大复合物,然后通过酶的底物进行显色。该法简便、敏感性高。其中最常用的为 EnVision 法。

2.常用的免疫酶组织化学染色

(1)免疫组织化学 EnVision 法：

①石蜡切片脱蜡至水,PBS 洗；

②酶消化或热处理,做抗原修复；

③3% H_2O_2 甲醇液阻断内源性过氧化物酶 10～20min；

④PBS 洗 5min×3 次；

⑤滴加一抗 37℃ 60min 或 4℃ 过夜；

⑥PBS 洗 5min×3 次；

⑦滴加 EnVision 复合物 30min(湿盒内室温或 37℃)；

⑧PBS 洗 5min×3 次；

⑨DAB 显色；

⑩水洗复染,常规封片。

(2)免疫组织化学 SABC 法：

①石蜡切片脱蜡至水,PBS 漂洗 2～3 次,每次 5min；

②0.3% Triton X-100 室温孵育 20min,以增加细胞膜的通透性(细胞膜抗原可省略此步骤)；PBS 漂洗 3 次,每次 5～10min；

③含 3% H_2O_2 的 PBS 室温放置 30min,封闭内源过氧化物酶,PBS 漂洗 3 次,每次5～10min；

④抗原修复；PBS 漂洗 2～3 次,每次 5min；

⑤滴加正常山羊血清封闭液,室温 20min,甩去多余液体；

⑥不洗,尽量吸取血清,滴加一抗,置湿盒内 4℃ 过夜。PBS 漂洗 3 次,每次 5～10min；

⑦吸水后,滴加生物素标记的二抗,置于湿盒内 37℃ 孵育 30min 或室温 2h；PBS 漂洗 3 次,每次 5min；

⑧吸水后,滴加辣根过氧化物酶标记的链霉素卵白素工作液,置于湿盒内 37℃ 孵育 30min；PBS 漂洗 3 次,每次 5min；

⑨DAB 显色；

⑩水洗复染,常规封片。

3.注意事项

(1)免疫组织化学要求组织离体后立即固定,首选的固定液是 10% 的中性福尔马林溶液,固定的时间为常温下 8～24h,要注意避免福尔马林过度固定造成的组织抗原的丢失。组织也不能长时间放在 70% 的乙醇溶液中。脱钙液对抗原破坏严重,因此,脱钙液中酸的浓度和脱钙时间都必须控制。

(2)载玻片要充分洗涤干净,切片必须贴在涂有黏附剂的载玻片上,否则易掉片。

(3)抗原修复：由于福尔马林固定液会引起组织抗原决定簇的封闭和铰链,从而影响抗原与抗体的特异性结合,因此需要采用抗原修复方法暴露抗原决定簇,使之有利于与抗体的结合。

抗原修复的方法主要有两种：

1)抗原热修复：煮沸热修复：电炉或者水浴锅加热 0.01mol/L 枸橼酸钠缓冲溶液(pH

6.0)至 95℃ 左右,放入组织切片加热 10～15min。高压热修复:在沸水中加入 EDTA(pH 8.0)或 0.01mol/L 枸橼酸钠缓冲溶液(pH 6.0)。盖上不锈钢高压锅的盖子,但不进行锁定。将玻片置于金属染色架上,缓慢加压,使玻片在缓冲液中浸泡 5min,然后将盖子锁定,小阀门会升起来。10min 后,去除热源,置入凉水中,当小阀门沉下去后打开盖子。本方法适用于较难检测或核抗原的抗原修复。微波热修复:微波炉里加热 0.01mol/L 枸橼酸钠缓冲溶液(pH 6.0)至沸腾后将组织切片放入,断电,间隔 5～10min,反复 1～2 次。

2)酶消化方法。常用 0.1% 胰蛋白酶和 0.4% 胃蛋白酶液。胰蛋白酶使用前预热至 37℃,切片也预热至 37℃,消化时间约为 5～30min;胃蛋白酶 37℃ 消化时间为 30min。

(4)必须严格设置阳性对照和阴性对照。

(5)DAB 有致癌性,用后不应随处倒弃。

4.免疫组织化学结果分析

免疫组织化学的呈色深浅可反映抗原存在的数量,可作为定性、定位和定量的依据。阳性反应染色分布有四种类型:细胞间质、胞质、细胞核、细胞膜表面。阳性细胞染色定位于单个细胞,与阴性细胞相互交杂,且呈灶性或弥漫性分布;由于细胞内含抗原量不同,所以染色强度不一。如果细胞之间染色强度相同,常提示其反应为非特异性,且非特异性染色常不限于单个细胞,而是累及一片细胞。切片边缘、刀痕或皱褶区域,坏死或挤压的细胞区,常表现为相同的阳性染色强度,不能用于判断阳性。

第三章　病理学实验

实验一　细胞和组织的适应、损伤与修复
Cell and Tissue Adaption，Injury and Repair

一、实验目的

(1)掌握变性和坏死的类型和病理变化特点。
(2)掌握肉芽组织的形态特征及其作用。
(3)熟悉组织、细胞的适应性变化的类型和形态特点。

二、实验内容

大体标本观察	病理切片观察
(1)肾萎缩	(1)肾小管上皮细胞水肿
(2)心脏萎缩	(2)肝细胞气球样变
(3)脑萎缩	(3)肝脂肪变性
(4)心肌肥大	(4)脾玻璃样变
(5)肝混浊肿胀	(5)凝固性坏死(脾梗死)
(6)肝脂肪变性	(6)肉芽组织
(7)脾包膜玻璃样变性	(7)胃黏膜肠上皮化生
(8)肾结核(干酪样坏死)	
(9)脾凝固性坏死	
(10)脑液化性坏死	
(11)手指干性坏疽	

(一)大体标本观察

1. 肾萎缩(atrophy of kidney)

肾脏体积增大,表面光滑,略呈结节状。切面可见肾盂及肾盏极度扩张呈囊状,肾实质萎缩变薄,甚至如纸厚,皮质及髓质分界不清。

2. 心脏萎缩(atrophy of heart)

心脏体积变小,重量减轻,表面冠状动脉凸出,并弯曲呈蛇行状。切面可见左心室壁变薄,心肌呈棕褐色。

3. 脑萎缩(atrophy of brain)

双侧脑室因积水扩张呈囊状,脑实质变薄,脑回变平变窄,脑沟变宽加深。

4. 心肌肥大（hypertrophy of myocardium）

心脏体积明显大于正常心脏，重量增加，各房室均扩大，尤以左心室为著。切面可见左心室扩张，心室壁明显增厚，乳头肌、肉柱肥大变粗。

5. 肝混浊肿胀（cloudy swelling of liver）

肝脏体积增大，被膜紧张，边缘变钝。切面不平，肝实质明显隆起，固有管道结构相对回缩凹陷，颜色灰白、混浊，失去正常光泽犹如沸水烫过状。

6. 肝脂肪变性（fatty degeneration of liver）

肝脏体积增大，被膜紧张，表面光滑，边缘较钝。表面、切面呈浅黄色。切面稍隆，有油腻感，边缘略外翻。新鲜标本刀切时有油珠。

7. 脾包膜玻璃样变性（hyaline degeneration of spleen）

标本为脾脏切面，脾淤血体积增大，紫红色，包膜增厚。增厚的包膜呈灰白色，半透明、质地均一，较硬，状如脾脏外裹一层冰糖——糖衣脾，此为纤维结缔组织透明变性。

8. 肾结核（干酪样坏死）（tuberculosis of kidney, caseous necrosis）

肾脏体积明显增大，表面形成不平滑结节状。切面肾实质内有多个大小不等坏死灶，呈囊腔状。部分囊腔内充满灰黄色、质地细腻松脆或豆腐渣状坏死物质；有的坏死物脱落、排出，形成空洞，空洞壁不平，附有少量干酪样坏死物。

9. 脾凝固性坏死（coagulative necrosis of spleen）

脾体积略大，外形完整，表面较光滑，多处略隆起。切面隆起处为灰白色坏死区，近似三角形。坏死区干燥、质地致密，边界清楚，周围有暗红色充血出血带。

10. 脑液化性坏死（liquefactive necrosis of brain）

本实验室标本为脑脓肿，主要由金黄色葡萄球菌引起，脑组织局限性坏死破坏溶解形成脓液。大脑冠状切面可见一个椭圆形脓腔，腔内含有灰黄色脓液，囊壁附有脓性渗出物，周围有纤维组织包绕形成的脓肿壁。

11. 手指干性坏疽（dry gangrene of finger）

手指皮肤坏死、皱缩，呈黑褐色。坏死组织干燥、变硬，与附近尚正常的组织界限清楚。

（二）病理切片观察

1. 肾小管上皮细胞水肿（cellular swelling of renal tubular epithelial cell）

（1）低倍镜：主要病变位于肾小球周围的近曲小管。近曲小管上皮细胞红染，体积大，向管腔内突出，致使管腔狭窄，有的管腔呈不规则裂隙状。间质小血管有充血。肾小球无明显病变。

（2）高倍镜：近曲小管上皮细胞明显肿胀、边界不清，胞质内出现淡红色微细颗粒。有的胞质脱落入管腔。细胞核结构可见。

2. 肝细胞气球样变（ballon degeneration of liver cell）

（1）低倍镜：肝小叶结构不清楚，肝细胞弥漫性肿大，排列紊乱，肝血窦变窄。有的肝细胞体积明显增大变圆，胞质疏松、透亮，状似气球，为肝细胞气球样变。

（2）高倍镜：气球样变的肝细胞体积明显大于周围肝细胞，呈圆形，胞质几乎完全透明。细胞核染色淡，位于中央。

3. 肝脂肪变性（fatty degeneration of liver）

（1）低倍镜：肝小叶结构存在，肝小叶周边部位的肝细胞胞质内出现大小不等的圆形空泡。空泡的边缘清楚,此即脂肪滴在制片过程中被脂溶剂溶解而呈空泡状。肝窦受压变窄。

(2)高倍镜:病变轻者,肝细胞胞浆内有少量较小脂肪空泡;病变重者,肝细胞肿大、变圆,脂肪滴融合成大的空泡,细胞核被推挤在细胞的一侧,形似脂肪细胞。

4.脾玻璃样变(hyaline degeneration of spleen)

(1)低倍镜:脾被膜增厚,脾小梁增粗,脾小体体积缩小,脾窦扩张充血,脾小体中央动脉及小梁内的小动脉增厚、红染。

(2)高倍镜:脾被膜、脾小梁大量增生的胶原纤维融合增粗,其间少见纤维细胞和血管。脾小体中央或边缘有小动脉,称为中央动脉。中央动脉管壁增厚,管腔变小,在内膜下可见多量均质、红染、无结构的物质沉积。

5.凝固性坏死(脾梗死)(coagulative necrosis, infarct of spleen)

(1)低倍镜:切片一般染色稍蓝的是正常组织,粉红染区为坏死区域,脾组织结构不清,仅见脾小梁、脾小体轮廓,散在一些深蓝色的碎屑,为坏死的细胞核。

(2)高倍镜:坏死区正常细胞结构消失,胞浆红染均质状,核固缩、碎裂、消失。

6.肉芽组织(granulation tissue)

(1)低倍镜:表面有一层渗出物和坏死组织,其下是炎性肉芽组织,由大量的新生毛细血管和成纤维细胞构成。毛细血管呈条索状与表面垂直,部分管腔扩张、充血。间质疏松,其间有大量炎症细胞。

(2)高倍镜:新生毛细血管内皮细胞肥大,胞浆红染,核大,有些已形成管腔;有些排列成上皮条索,未形成管腔。成纤维细胞呈星形或梭形,细胞核呈椭圆形,染色质疏松,胞浆丰富,散在分布于毛细血管之间。有中性粒白细胞、单核细胞、淋巴细胞等各种炎症细胞分散在肉芽组织中。

7.胃黏膜肠上皮化生(intestinal epithelial metaplasia of gastric mucosa)

(1)低倍镜:胃黏膜变薄,腺体减少。部分腺体中有数量不等的杯状细胞。黏膜层内有慢性炎性细胞浸润和淋巴滤泡形成。

(2)高倍镜:部分黏膜上皮和腺体内可见胞浆透亮的杯状细胞,有红染刷状缘的吸收上皮和胞浆内有红染颗粒的潘氏细胞。间质内有淋巴细胞和浆细胞浸润。

三、思考题

(一)选择题

(1)患者,男性,43岁,近三年来感觉进食后胸骨下轻微灼烧痛。行上消化道内镜检查,活检取胃食管交界处3cm以上食管黏膜下红斑区。活检显示无肿块病变,无溃疡,无出血,有杯状细胞的柱状上皮。请问该处黏膜发生了   ( )

　　A.发育不良　　B.增生　　　C.癌变　　　D.缺血　　　E.化生

(2)患者,女性,71岁,失去了知觉一个多小时。当她苏醒过来时,既不能说话也不能移动右臂。脑血管造影显示左大脑中动脉被阻塞。几个月后,CT扫描显示左侧顶叶皮层有一个5cm大的囊性区域。请问可能是由下列哪种病变引起   ( )

　　A.液化性坏死　　B.萎缩　　　C.凝固性坏死　　D.干酪样坏死　　E.凋亡

(3)一位19岁的妇女,生了第一个孩子,用母乳喂养近一年,期间一切正常。请问该妇女从怀孕开始,乳腺发生了哪一种细胞过程使她能哺乳婴儿   ( )

A.间质肥大 B.上皮异性增生 C.脂肪萎缩

D.导管上皮化生 E.小叶增生

(4)患者,女性,20岁,患有肺出血-肾炎综合征(Goodpasture综合征),进展为慢性肾衰竭。体检:身高165cm,体重55kg,血压150/90~180/110mmHg,不经常服药。实验室检查,血液尿素氮超过100mg/dL,需要长期透析。胸片显示心脏增大。请问其心脏增大很可能是因为 ( )

A.肥大 B.脂肪浸润 C.增生 D.脂肪退化 E.水肿

(5)患者,男性,53岁,严重胸痛6h。体检显示心动过速。实验室显示血清肌钙蛋白I为10ng/mL。急诊冠状动脉造影显示左前降支阻塞>90%。在这种情况下,当细胞发生以下哪种变化时说明心肌纤维发生了不可逆的损伤 ( )

A.糖原储存耗尽 B.细胞内钠离子增加 C.细胞核破裂

D.细胞内pH降低 E.细胞膜上有芽泡长出

(6)患者,男性,35岁,在一家家庭装修中心购买油漆时,左腿被一个坠落的托盘架砸到,皮肤没有破损。在2d内,该区域出现了5cm×7cm紫红色斑块。下列哪种物质最有可能在损伤部位积累使得16d后损伤部位产生黄褐色 ( )

A.脂褐素 B.胆红素 C.黑色素 D.含铁血黄素 E.糖原

(7)一个84岁的老人死于阿尔茨海默病的并发症。尸检时发现,心脏体积小(重250g),呈深棕色。HE染色显微镜下可见心肌纤维核周有浅褐色色素。下列哪种物质在心肌纤维中最有可能增加,从而使心脏产生这种外观 ( )

A.含铁血黄素 B.脂褐素 C.糖原 D.胆固醇 E.钙沉积

(8)患者,女性,60岁,近一个月来发现大脚趾、左脚第二和第三脚趾呈现出深红黑色。体格检查,脚趾冷,无触觉,左侧足背和胫骨后动脉不能触及搏动,进行跖骨截肢术。这些发现最容易见于下列哪种情况的患者 ( )

A.糖尿病 B.痛风 C.钝器伤 D.艾滋病 E.类风湿关节炎

(9)患者,女性,40岁,突发剧烈腹痛。体格检查,腹部呈弥漫性压痛,反跳痛,肌肉僵硬。实验室检查:血清AST 43U/L,ALT 30U/L,LDH 630U/L和脂肪酶415U/L。腹部CT扫描显示腹腔积液,随着胰腺增大,衰减减弱。下列哪一个细胞变化最有可能伴随这些发现 ( )

A.凝固性坏死 B.干性坏疽 C.脂肪坏死 D.细胞凋亡 E.液化性坏死

(10)患者,男性,26岁,近2d来发高烧。体检发现有心脏杂音。超声心动图显示主动脉瓣破坏,有大而不规则的赘生物。血液培养金黄色葡萄球菌阳性。进一步发展左上腹疼痛。腹部CT显示脾脏包膜下有1.5cm×3cm楔形病变。脾脏病变最有可能是由下列哪种细胞异常引起 ( )

A.凝固性坏死 B.脓肿形成 C.化生 D.干酪样坏死 E.液化性坏死

(11)患者,男性,71岁,排尿困难。直肠指诊为前列腺弥漫性增大。请问下面哪一个病变导致前列腺增大 ( )

A.发育异常 B.肥大 C.增生 D.化生 E.肿瘤

(12)患者,男性,55岁,有30年的糖尿病史,控制不佳。近两个月来,其右脚皮肤和软组织出现广泛的黑色,渗出物呈黄色。从渗出液中培养出金黄色葡萄球菌。进行膝下截肢

19

手术。在外科病理实验室中收到的截肢标本最有可能是哪种病变 （　　）

    A. 肿瘤形成　　　　　　　　B. 坏疽　　　　　　　　C. 血管炎

    D. 含铁血黄素沉着　　　　　　E. 干酪样坏死

（13）患者,男性,48 岁,有慢性酒精滥用史。目前仍然能胜任工作,无重大疾病。体检结果无显著异常。实验室检查,血清白蛋白 4.1g/dL,ALT 30U/L,AST 33U/L,总胆红素 1.1mg/dL。该患者肝脏中最有可能存在哪一个微观发现 （　　）

    A. 胆汁淤积　　　　　　　　B. 脂肪变性　　　　　　　C. 血色素沉着

    D. 平滑内质网肥大　　　　　　E. 凝固性坏死

（14）患者,女性,44 岁,近 2 周内出现右上腹疼痛。近 3d 来粪便变得苍白。实验室检查,血清总胆红素 9.7mg/L。胆道造影显示胆囊结石已进入胆总管,导致胆道梗阻。下列哪种物质最有可能在皮肤堆积 （　　）

    A. 含铁血黄素沉着　　　　　　B. 固体钙盐　　　　　　　C. 脂褐素

    D. 中性脂肪　　　　　　　　E. 胆红素

（15）患者,男性,73 岁,患有中风。体格检查,不能移动右臂。脑血管造影显示左侧大脑中动脉闭塞。超声心动图显示扩张的左心房内有血栓。下列哪一个是最有可能发生在他脑中的事件的病理改变 （　　）

    A. 液化性坏死引起的脑软化　　　　B. 贫血性梗死伴凝固性坏死

    C 神经胶质细胞明显丢失　　　　　D. 血管重建术后受损神经元的恢复

    E. 湿性坏疽合并继发性细菌感染

（16）患者,女性,44 岁,近 4 年来患有充血性心力衰竭。近一个多星期持续发烧。体检发现有心脏杂音,体温 38.4℃;实验室检查绿脓杆菌和链球菌血培养阳性,超声心动图显示在二尖瓣上方有一个直径 1cm 的赘生物。该患者的二尖瓣最有可能出现以下哪种病理变化 （　　）

    A. 被动性淤血　　　　　　　　B. 坏死　　　　　　　　C. 广泛性水肿

    D. 肉芽肿性炎　　　　　　　　E. 营养不良性钙化

（17）男子,38 岁,健康检查,常规的胸部 X 光片显示肺右下叶有直径 2cm 的结节,有灶性钙化。对结节进行楔形切除术。显微镜下可见结节呈干酪样坏死和钙化。下列哪一个过程可解释钙沉积的外观 （　　）

    A. 营养不良性钙化　　　　　　B. 细胞凋亡　　　　　　　C. 高钙血症

    D. 转移性钙化　　　　　　　　E. 过量摄入钙

（18）患儿,3 岁,被诊断为鸟氨酸甲酰转移酶缺乏,并已发展为肝功能衰竭,其接受了原位肝移植。一年后,供者的肝和患儿的肝都比移植时大,下面细胞的哪个变化可以解释这个现象 （　　）

    A. 化生　　　B. 异常发育　　　C. 增生　　　D. 间变　　　E. 肿瘤

（19）患者,男性,有酗酒史,腹围增加。体检发现肝缘坚挺。肝活检显示肝硬化,肝细胞内含有红色的球状包涵体,免疫组织化学染色显示细胞角蛋白阳性。下列哪项是构成球状包涵体的结构元素 （　　）

    A. 肌动蛋白和肌球蛋白　　　　B. 胆固醇酯　　　　　　　C. 脂肪酸

    D. 纤维连接蛋白　　　　　　　E. 中间丝

(二)病例讨论

1.病史摘要

患者,男,72岁,患高血压20余年,常头痛、头晕;血压波动在180/100～200/110mmHg。半年前开始双下肢发凉、发麻,走路时常出现阵发性疼痛,休息后缓解。近一个月右足剧痛,感觉渐消失,皮肤发黑,左下肢逐渐变细。3d前生气后,突然昏迷、失语,右半身瘫痪,逐渐出现抽泣样呼吸。急诊入院,抢救无效死亡。

2.尸检摘要

老年男尸,心脏明显增大,重950g,左心室明显增厚,心腔扩张。主动脉、下肢动脉、冠状动脉等内膜不光滑,有散在大小不等黄白色斑块。右胫前动脉及足背动脉管壁不规则增厚,有一处管腔阻塞。右足趾变黑、坏死。左下肢肌肉萎缩明显变细。左小脑内囊有大片状出血。

根据已学过的病理学知识讨论:

(1)患者有哪些病变?

(2)右足趾发黑坏死的原因是什么?

(3)左心室肥大、扩张及左下肢肌肉萎缩的原因、类型是什么?

(4)死亡原因是什么?

(三)问答题

(1)试述萎缩、变性、坏死的概念及常见原因。

(2)常见的变性类型有哪几种?其病理变化是什么?

(3)坏死有几种类型?其病理变化是什么?

(4)组织细胞再生能力如何?可分几类?

(5)何谓肉芽组织?试讨论它在机体防御反应中的意义。

实验二　局部血液循环障碍
Disturbance of Local Circulation

一、实验目的

(1)掌握慢性肝淤血、慢性肺淤血的病理变化特点,熟悉淤血的结局。

(2)掌握不同类型血栓的形态特征,熟悉血栓形成的条件和结局。

(3)掌握梗死的病理变化特点,熟悉其类型、发生原因和后果。

(4)了解出血的类型、原因和对机体的影响。

二、实验内容

大体标本观察	病理切片观察
(1)慢性肝淤血	(1)慢性肺淤血
(2)慢性肺淤血	(2)慢性肝淤血
(3)静脉血栓	(3)混合血栓
(4)心瓣膜血栓	(4)血栓机化与再通
(5)脑出血	(5)肾贫血性梗死
(6)脾贫血性梗死	(6)肺出血性梗死
(7)心肌梗死	
(8)肺出血性梗死	
(9)肠出血性梗死	

(一)大体标本观察

1.慢性肝淤血(chronic congestion of liver)

肝脏体积增大,表面光滑,包膜紧张,边缘较钝。包膜下肝组织呈红黄色斑纹状。切面见肝组织呈深红褐色与灰黄色相间的斑纹,状似槟榔的切面,故称槟榔肝(nutmeg liver)。

2.慢性肺淤血(chronic congestion of lung)

肺脏体积略大,表面膨满,边缘变钝,透过肺膜可见黑色炭末沉着斑点或斑块,肺门部较多见。切面呈暗红色,质地变实,失去疏松状态。有散在黑褐色斑点。新鲜标本切开时可见大量血性泡沫状液体流出。

3.静脉血栓(intravenous thrombus)

静脉(横断面)腔内见一固体物充满整个管腔内,与静脉壁关系密切,表面干燥易碎,红白相间呈交替的层状结构,为静脉内混合血栓。血管壁向血栓内突出物为静脉瓣。

4.心瓣膜血栓(thrombus of cardiac valve)

风湿性心内膜炎,在二尖瓣心房面沿闭锁缘可见一行排列较整齐的赘生物,粟粒大小,质地较硬,灰白色,与基底部内膜组织紧密粘连,不易脱落。

5.脑出血(cerebral hemorrhage)

本实验室标本为大脑冠状切面,一侧内囊部有一处不规则的出血灶,呈暗褐色,质地较软。因积血,患侧脑体积增大,侧脑室受压变窄,脑皮质变薄。

6.**脾贫血性梗死**(anemic infarct of spleen)

脾脏切面可见多处梗死灶,三角形尖端指向脾门,底部向着被膜。梗死灶呈灰白色,干燥、无光泽,质地较实。梗死灶边界清楚,早期周围有一暗红色充血出血带。

7.**心肌梗死**(myocardial infarction)

梗死灶位于左心室前壁,呈灰白色,质较硬,干燥,外形不规则,与正常组织分界清楚。

8.**肺出血性梗死**(hemorrhagic infarct of lung)

肺脏肿胀,包膜紧张,切面见一暗红色病灶,呈三角形,质地较实,尖端指向肺门,底部靠近胸膜。

9.**肠出血性梗死**(hemorrhagic infarct of intestine)

可见一段黑色小肠管,肠壁明显增厚、变脆,有部分出现破裂,肠腔黏膜面混浊,结构不清,有暗红色液体渗出。

(二)病理切片观察

1.**慢性肺淤血**(chronic congestion of lung)

(1)低倍镜:肺泡间隔增宽,肺泡壁增厚,肺泡壁毛细血管及肺间质小血管高度扩张充血。部分肺泡腔内可见均匀一致、粉红染的水肿液。

(2)高倍镜:毛细血管管腔扩张,腔内充满红细胞。肺泡腔内可见淡红色均匀水肿液、红细胞及心衰细胞。心衰细胞即胞体呈圆形、卵圆形,胞浆内含有棕褐色含铁血黄素颗粒的吞噬细胞。肺间质有黑色粉尘及尘细胞沉积。

2.**慢性肝淤血**(chronic congestion of liver)

(1)低倍镜:肝小叶结构尚可辨认,淤血部位主要见于肝小叶中央区。小叶中央静脉及附近肝窦高度扩张淤血。肝小叶中央淤血区向边缘发展,与邻近肝小叶互相沟通。肝小叶周边部位肝细胞发生脂肪变性。

(2)高倍镜:小叶中央静脉及附近肝窦内充满红细胞。肝小叶中央淤血区肝细胞体积小、萎缩甚至消失。肝小叶周边部肝细胞体积增大、胞质中出现大小不等脂肪空泡;部分肝细胞胞浆疏松,表现为细胞水肿。汇管区胶原纤维增多。

3.**混合血栓**(mixed thrombus)

(1)低倍镜:血管腔内有粉红色物质,即为血栓,与血管连接紧密。血栓中粉红色不规则的条索状结构和浅红色区域交织存在。

(2)高倍镜:粉红色条索状结构为血小板小梁。小梁边缘附有较多的中性粒细胞。小梁之间浅红色区为丝网状的纤维素及大量红细胞。

4.**血栓机化与再通**(organization and recanalization of thrombus)

(1)低倍镜:一侧为部分血管壁,腔内为血栓,血栓内散在大小不等的不规则腔隙,紧靠血管内膜见一大的腔隙,部分腔隙表面覆盖内皮细胞,有的内含红细胞。

(2)高倍镜:在与管壁连接处和大裂隙旁可见较多毛细血管形成的小腔隙及散在的成纤维细胞、纤维细胞、淋巴细胞和单核细胞。

5.**肾贫血性梗死**(anemic infarct of kidney)

(1)低倍镜:正常肾组织与梗死肾组织交错分布。梗死灶呈一片粉染区,其内可见轮廓模糊的肾小球和肾小管结构。梗死灶周边区域呈条带状红染,肾间质血管、肾小球毛细血管扩张充血,可见中性粒细胞浸润,为充血出血带。

(2)高倍镜:坏死的肾小球及周边肾小管结构模糊,红染。肾小管上皮细胞数目明显减少或消失,残留的细胞核固缩、碎裂。

6.肺出血性梗死(hemorrhagic infarct of lung)

镜下:梗死区肺泡轮廓可见,肺泡壁细胞坏死,结构模糊,核消失。肺泡腔内积聚大量红细胞,局部有肉芽组织形成。

三、思考题

(一)选择题

(1)患者,女性,54岁,肺炎住院。住院第10天,发现右腿逐渐肿胀和压痛,抬腿也疼痛。超声检查提示股静脉有血栓形成。下列哪一个是该患者引起股静脉病变的最有可能的条件   (　　)

A.高血压　　　　　　　B.蛋白C缺乏症　　　　　C.卧床少动

D.怀孕　　　　　　　　E.慢性酒精滥用

(2)患者,男性,63岁,患有胰岛素依赖型糖尿病二十多年。实验室检查糖化血红蛋白A1C(HbAlC)10.1%。近一年来,他感觉到饭后腹痛并且加重。体检,腹部无肿块,无脏器肿大,触诊不触痛。该患者最有可能出现下列哪个病理结果   (　　)

A.主动脉瘤破裂　　　　B.肝梗死　　　　　　　　C.肠系膜动脉闭塞

D.急性胰腺炎　　　　　E.慢性肾功能衰竭

(3)患者,男性,62岁,近6个月来出现胸骨下胸痛,并且频率增加。心电图显示与缺血性心脏病相一致的特征。血清总胆固醇为262mg/L。血管造影显示冠状动脉狭窄75%。以下哪个部位最容易发生血栓   (　　)

A.左心房　　　　　　　B.左心室　　　　　　　　C.右心室

D.右心房　　　　　　　E.腔静脉

(4)患者,男性,66岁,患有帕金森病,出现胸膜炎性胸痛。体检右下肺叩诊呈浊音,胸部CT扫描显示右下叶有一个灶状楔形出血性区域。以下哪一个是引起该患者肺部病变最有可能的原因   (　　)

A.动脉粥样硬化　　　　B.血栓形成　　　　　　　C.动脉炎

D.细动脉硬化性　　　　E.栓塞

(5)对动脉粥样硬化研究发现,粥样硬化形成于肌动脉分叉处,如颈动脉和主动脉分叉。下列哪一个事件最有可能使动脉的这些部位引发动脉粥样硬化   (　　)

A.胶原合成　　　　　　B.内皮功能紊乱　　　　　C.乳酸酸中毒

D.胆固醇分解　　　　　E.缺氧

(6)患者,女性,29岁,在一次机动车事故中受伤,导致下肢严重撕裂和腹部钝伤。体检显示,皮肤冰凉苍白,体温36.9℃,脉搏110次/min,呼吸26次/min,血压70/30mmHg,尿量减少。抽血检查最有可能出现下列哪个实验室发现   (　　)

A.红细胞压积54%　　　B.葡萄糖181mL/dL　　　C.PaO2为20mmHg

D.乳酸4.8mmol/L　　　E.肌钙蛋白Ⅰ为4ng/mL

(7)在实验中,将玻璃珠栓塞到肾动脉的分支。1d后,在该闭塞动脉支配的区域出现病变。镜下观察部分肾实质细胞可见核溶解和核破裂,细胞核已失去嗜碱性染色,细胞质嗜酸性,肾小球和肾小管轮廓仍然可见,该区域最有可能出现下列哪种类型的细胞坏死 （　）

A. 干酪样坏死　　　　　B. 凝固性坏死　　　　　C. 脂肪坏死

D. 坏疽　　　　　E. 液化性坏死

(8)患者,男性,53岁,一年前突然出现胸痛,实验室检查血清肌钙蛋白Ⅰ为5ng/mL。目前,其运动耐量降低,超声心动图显示部分左心室运动减弱,心输出量减少,射血分数为25%。最近经历短暂性脑缺血发作(TIA),血清肌钙蛋白Ⅰ<0.5ng/mL。下列哪个部位血栓形成最有可能使其引起 TIA （　）

A. 脑静脉　　　B. 椎动脉　　　C. 下腔静脉　　　D. 左心室　　　E. 隐静脉

(9)患者,男性,57岁,多年来血压在160/95～180/110mmHg,没有服用任何药物。肾脏扫描显示正常年龄的肾脏。该患者最有可能发生于下列哪种血管病变 （　）

A. 细动脉玻璃样变　　　　　B. Monckeberg's动脉中层钙化

C. 动脉粥样硬化伴有钙化　　　　　D. 动脉壁血栓形成　　　　　E. 增生性小动脉硬化

(10)患者,女性,40岁,发生血栓性静脉炎而住院。痊愈后出院并又回到工作岗位。几个月后,以下哪一项最能描述从血栓性静脉炎恢复后股静脉中出现的过程 （　）

A. 急性炎症　　B. 破裂　　C. 栓塞　　　D. 机化　　　E. 传播

(二)病例讨论

病例一

男性,24岁,工人,病史:半年前于工地施工时,不慎左脚被钉子刺伤,当时局部感染化脓,下肢红肿,约两周后逐渐恢复,此后左小腿又有数次疼痛和肿胀。两个月前左小腿疼痛肿胀达到膝关节周围,入院治疗症状有所减轻。4d前左下肢肿胀,疼痛加重,并有发冷发烧。2d前开始咳嗽、咳痰,痰中带有少量血液,无胸痛。查体:除发现左下肢浮肿外,其他未见明显异常。

病发于14:00左右,患者由厕所回病房途中大叫一声倒在地上,医务人员赶到时见患者四肢痉挛、颜面青紫、口吐白沫、瞳孔散大,抢救无效死亡。

根据已学过的病理学知识,讨论:

(1)患者突然死亡的原因是什么?

(2)尸检可见最重要的病变部位是什么?

(3)结合该病例试述血栓形成的条件。

(4)简述栓子运行的途径。

(5)可能发生梗死的类型及其肉眼形态特点是什么?

病例二

1.病史摘要

患者,女性,25岁,足月妊娠,于1998年2月16日凌晨起腹痛,并逐渐加剧。10:00左右自然破膜,约10min后,出现寒战及呼吸困难。立即给予高流量氧吸入,注射地塞米松、阿托品和呋塞米等药物。病情持续恶化,继续给予阿托品、氨茶碱、毛花苷C。当出现呼吸改变时,给予"呼吸三联"药物静脉推注,行人工呼吸,心脏按压,并给予"心脏三联"药物行心内注射,于2月17日凌晨0:00因抢救无效而死亡。

2.尸检摘要

双肺明显水肿、淤血及出血,部分区域实变,切面红褐色,有血性液体顺刀流出。镜下,肺部多数血管内可见数量不等的有形羊水成分,如胎粪、胎脂、角化物及角化细胞等,但以角化物为多。大部分肺泡腔内充满水肿液,部分区域肺泡腔内充满红细胞。全身各脏器充血水肿,心肌有变性。子宫足月妊娠,死胎,胎儿脐带绕颈一周半。

根据已学过的病理学知识,讨论

(1)本例尸检所见病理学诊断是什么?

(2)提出诊断依据。

(3)分析患者的死亡原因。

(4)简述羊水栓塞的发生机制。

(三)问答题

(1)何谓淤血?慢性淤血有何后果?

(2)试述慢性肝淤血的病理变化及结局。

(3)试述慢性肺淤血的病变特点及结局。

(4)简述血栓的类型。

(5)试述栓子类型及栓子运行途径。

(6)简述出血性梗死的原因、发生条件、好发部位及病变特点。

(7)试述血栓形成、血栓栓子、栓塞及梗死的关系。

(8)试区别贫血性梗死与出血性梗死。

实验三　炎　症
Inflammation

一、实验目的

(1)掌握炎症局部的基本病理过程。

(2)掌握急性炎症和慢性炎症的不同特点,认识各种炎细胞的形态特点。

(3)掌握炎症的各种病理类型及其特点,特别是纤维素性炎和化脓性炎。

二、实验内容

大体标本观察	病理切片观察
(1)纤维素性心包炎	(1)各类炎细胞
(2)白喉	(2)急性蜂窝织炎性阑尾炎
(3)肝脓肿	(3)肝脓肿
(4)脑脓肿	(4)细菌性痢疾
(5)急性化脓性阑尾炎	(5)异物肉芽肿
(6)急性化脓性脑膜炎	
(7)慢性胆囊炎	
(8)肠黏膜炎性息肉	
(9)肺炎性假瘤	

(一)大体标本观察

1.纤维素性心包炎(fibrinous pericarditis)

心脏,本实验室标本心包已切开,心外膜表面粗糙,大量灰白色渗出物附着,使心脏表面呈绒毛状,为绒毛心。

2.白喉(diphtheria)

喉、气管及支气管由背侧剪开,黏膜不光滑,喉、气管及支气管表面附着一层灰白色膜状物(即假膜)。会厌及喉部处的假膜附着紧密(称固膜);位于气管及支气管处的假膜附着不甚紧密,容易脱落(称浮膜)。

3.肝脓肿(abscess of liver)

肝脏切面可见三个脓肿病灶,病灶中心正常组织已被破坏,可见黄白色脓性坏死物,其中两个脓液已流失而呈空腔,另一个内尚有蛔虫(思考:怎么会从肠道跑到肝脏?),脓肿周围有纤维组织增生形成的脓肿壁,呈灰白色。

4.脑脓肿(abscess of brain)

大脑组织,切面可见一脓腔。腔内面可见少量灰黄色脓性物附着,周围有由纤维组织包绕形成的脓肿壁,边界清楚,属于局限性化脓性炎。

5.急性化脓性阑尾炎(acute suppurative appendicitis)

阑尾明显肿胀变粗,表面血管扩张充血,浆膜面被覆脓性渗出物而形成灰白色或淡黄色脓苔。横断面可见阑尾壁增厚,管腔狭窄,内含有灰黄色脓性渗出物,属于弥漫性化脓性炎症。

6.急性化脓性脑膜炎(acute purulent meningitis)

蛛网膜血管高度扩张充血,蛛网膜下腔充满灰黄色脓性渗出物,覆盖脑沟脑回,使其结构模糊不清。

7.慢性胆囊炎(chronic cholecystitis)

切除的胆囊,本实验室标本已剪开。胆囊体积增大,囊壁增厚,质地变硬,黏膜面粗糙,散在有点状溃疡。腔内可见大小不等的结石。

8.肠黏膜炎性息肉(inflammatory polyp of intestinal mucosa)

结肠一段,本实验室标本已切开肠壁,见肠黏膜表面有息肉样物,大小不一,数量不等,表面光滑,根部有蒂与黏膜相连。

9.肺炎性假瘤(inflammatory pseudotumor of lung)

本实验室标本为部分肺脏,切面可见一灰白色类圆形结节,境界清楚。

(二)病理切片观察

1.各类炎细胞(inflammatory cells)

(1)嗜中性粒细胞:呈球形,直径 $10\sim12\mu m$,胞核有 2~4 个分叶,胞浆淡红色,内含中性颗粒。有些渗出的嗜中性粒细胞发生变性坏死,称为脓细胞。脓细胞核固缩、碎裂、胞浆空泡变性,细胞边界不清,见于急性炎症早期和化脓性炎。

(2)单核巨噬细胞:呈圆形或卵圆形,直径 $20\mu m$ 以上,大小不一。胞浆丰富,常含有吞噬物。核呈圆形或肾形,常偏于细胞一侧,染色质细致、淡染。见于急性炎症的后期、非化脓性炎、病毒及寄生虫感染。

(3)淋巴细胞与浆细胞:淋巴细胞呈圆形,直径 $7\mu m$,核圆、染色质浓密呈块状,着色很深,胞浆极少,似狭窄的环,光镜下几乎看不到;浆细胞比小淋巴细胞大,胞浆丰富,呈伊红染色,核周有半月形淡染区,称核周晕;核圆或卵圆形、偏位、染色质凝集成块状,呈车轮状分布。淋巴细胞与浆细胞多见于慢性炎症和急性病毒性感染等。

(4)嗜酸性粒细胞:近于或略大于中性粒细胞,胞核致密,一般分为两叶,胞质内含粗大的红色颗粒。一般见于过敏性炎症或寄生虫感染。

2.急性蜂窝织炎性阑尾炎(acute phlegmonous appendicitis)

(1)低倍镜:观察阑尾的横断面。由腔内向外观察阑尾的各层结构及其病理变化。阑尾腔内有脓性渗出物和坏死脱落的上皮。黏膜层不完整,部分黏膜上皮及固有层变性坏死。黏膜层、黏膜下层、肌层和浆膜层可见明显的充血、水肿,大量的中性粒细胞浸润。在肌层,平滑肌细胞因脓液的浸润而稀疏散在,有的区域甚至完全消失。在浆膜表面被覆有纤维素和脓细胞组成的厚层脓液,血管扩张充血,形成阑尾周围炎。

(2)高倍镜:各层弥漫浸润的炎性细胞为嗜中性粒细胞。腔内及浆膜面渗出物由中性粒细胞、脓细胞和少量纤维素组成。

3.肝脓肿(abscess of liver)

(1)低倍镜:肝组织中有多个圆形或椭圆形病灶,即脓肿灶,与周围组织境界分明。

(2)高倍镜:脓肿灶内充满大量变性坏死的中性粒细胞(即脓细胞)和坏死组织碎片。脓肿边缘可见充血、水肿,较多的炎细胞浸润(本教研室的切片中可见较多嗜酸性细胞浸润,结合大体标本考虑原因)。

4.细菌性痢疾(bacillary dysentery)

(1)低倍镜:结肠肠壁黏膜层、黏膜下层等结构尚可辨认。多数肠黏膜浅层坏死,即黏膜上皮及腺体大片消失,黏膜表面覆盖特征性的粉红色假膜。

(2)高倍镜:假膜由大量纤维素、嗜中性粒细胞,坏死组织等构成。黏膜固有层、黏膜下层血管充血、炎细胞浸润。部分假膜可见脱落现象。

5.异物肉芽肿(foreign body granuloma)

(1)低倍镜:可见表皮结构。皮下纤维结缔组织及脂肪组织内可见结节状病灶,伴多量中性粒细胞及巨噬细胞等炎细胞浸润。

(2)高倍镜:病灶内可见大量巨噬细胞,类上皮细胞和一些体积较大、呈多边形的异物巨细胞。有的巨噬细胞吞噬脂质形成泡沫细胞。异物巨细胞胞浆丰富红染,多个核,弥散分布于胞浆中,胞浆内常有吞噬物。病灶内还可见大量的嗜中性粒细胞浸润,周围有数量不等的淋巴细胞,边缘区域可见纤维组织增生。

三、思考题

(一)选择题

(1)患者,男性,22岁,近1d来感觉右下腹部明显疼痛。体格检查发现右下腹触诊时有反跳痛。进行腹腔镜手术,阑尾肿胀、发红,表面有黄色渗出物覆盖。显微切片显示阑尾有大量中性粒细胞浸润。该患者的疼痛主要是由以下哪两种化学介质引起   (   )

A.补体 C3b 和 IgG   B.IL-1 和 TNF   C.组胺和 5-HT
D.前列腺素和缓激肽   E.白三烯和 HPETE

(2)患者女性,40岁,3个月前进行了腹腔镜手术。现在其缝合切口部位的皮肤下方有一直径0.5cm的小结节。请问以下哪种细胞类型最有可能是该小结节的主要特征   (   )

A.肥大细胞   B.嗜酸性粒细胞   C.异物巨细胞
D.中性粒细胞   E.浆细胞

(3)对患有咽部感染的患者进行临床研究。从起病到看医生的病程平均 3d,有发烧和畏寒。检查最常可见局部肿胀、发红和出现脓性渗出物。这些患者最有可能为以下哪种类型的炎症   (   )

A.肉芽肿性炎   B.急性炎症   C.坏疽
D.慢性炎症   E.炎症好转

(4)患者,男性,56岁,呼吸困难 6 年,但无咳嗽及发烧。多年来,该患者长期接触和吸入二氧化硅粉尘,胸部 X 线检查显示肺间质增宽并出现大量直径1~3cm的实质结节,其肺部病变最有可能是哪种炎症过程所导致   (   )

A.中性粒细胞浸润产生白三烯   B.异物巨细胞形成
C.浆细胞分泌免疫球蛋白   D.肥大细胞释放组胺
E.巨噬细胞分泌细胞因子

(5)患者,女性,43岁,近一个月来出现发烧、体重减轻及慢性咳嗽等症状。胸部X线检查显示肺部出现直径1~4cm大小多发结节,上叶出现部分空洞。痰液样本显示存在抗酸杆菌,以下哪种细胞在该病变的发展过程中发挥重要作用 （　　）

  A.巨噬细胞   B.成纤维细胞   C.中性粒细胞

  D.肥大细胞   E.血小板

(6)患者,男性,37岁,恶心和呕吐5周。胃镜检查显示胃窦部有一直径1.5cm的病灶,上皮缺失,该病变可能为以下哪种病理过程 （　　）

  A.脓肿   B.浆液性炎   C.肉芽肿   D.坏疽   E.溃疡

(7)患者,男性,37岁,卡车司机,遭遇车祸并发生腹部钝器创伤。此次损伤将刺激其腹部组织中的细胞从G_0期进入G_1期,请问下列哪种细胞最有可能仍然停留在G_0期 （　　）

  A.平滑肌细胞   B.血管内皮细胞   C.骨骼肌细胞

  D.成纤维细胞   E.肝细胞

(8)患者,男性,55岁,患有冠心病及高胆固醇血症。2年前曾发生心肌梗死。最近出现胸骨下胸痛,以下哪项实验室检查对诊断胸痛的原因最有用 （　　）

  A.白细胞计数增加   B.血沉加快   C.血清补体减少

  D.血清肌钙蛋白增加   E.血小板计数减少

(9)患者,女孩,15岁,在近两周内曾出现流泪、流鼻涕和打喷嚏等症状,检查发现其鼻黏膜表面红肿。每年春季和夏季,当空气中的花粉量增加时,即出现类似症状。她的症状最有可能是以下哪种化学介质释放所导致 （　　）

  A.补体C3b   B.血小板活化因子   C.TNF

  D.组胺   E.IgG

(10)患者,男性,37岁,蜜蜂叮咬几分钟后出现呼吸困难和喘息,手臂和腿部出现红肿,注射肾上腺素后明显好转,请问其病变主要由以下哪种化学介质引起 （　　）

  A.缓激肽   B.补体C5a   C.NO   D.TNF   E.组胺

(11)患者,男性,55岁,患有充血性心力衰竭,近2个月来出现呼吸困难和端坐呼吸增加。体检发现肺下部叩诊浊音,胸部X线检查显示双侧胸腔积液。行左胸腔穿刺术,获得500mL液体。这些液体的下列哪种特征表明它很可能是一种漏出液 （　　）

  A.混浊外观   B.蛋白质含量增加   C.小于3个淋巴细胞/μL

  D.存在纤维蛋白   E.大量水分

(12)患者,女孩,9岁,玩耍时右手食指上出现0.5cm长的伤口。受损部位修复时,下列哪种物质会激活凝血系统和激肽系统,作为对这种损伤的初始反应 （　　）

  A.血栓素   B.纤溶酶   C.血小板活化因子

  D.凝血因子XII   E.组胺

(13)患者,女性,20岁,因一次山地自行车事故右小腿受伤。体格检查发现其小腿右侧出现5cm裂伤,用缝合线将伤口闭合。以下哪些因素最可能有助于而不会抑制该患者的伤口愈合 （　　）

  A.共生细菌   B.减少组织灌流   C.存在缝合线

  D.皮质类固醇治疗   E.低蛋白血症

(14)患者,男性,19岁,胸部刺伤治疗后两个月,在伤口区域出现一个3cm×2cm坚硬结节。检查发现瘢痕坚硬,没有红肿,切除结节并行病理检查显示内有丰富胶原和成纤维细胞。这结节最有可能　　　　　　　　　　　　　　　　　　　　　　　　　　　　　(　　)

　　A. 是瘢痕疙瘩形成　　　　　B. 发展为纤维肉瘤　　　　　C. 为异物反应

　　D. 是糖尿病致伤口愈合不良　　E. 是伤口感染

(15)患者,男性,45岁,发烧、干咳3d,并出现呼吸困难、咳嗽。体格检查发现体温38.5℃,肺中下野听诊弥漫性湿性啰音,胸片显示右侧胸腔积液。行右胸腔穿刺术,所得液体外观混浊,细胞计数显示白细胞增加,其中98％是中性粒细胞。其胸膜病变最有可能是以下哪种炎症　　　　　　　　　　　　　　　　　　　　　　　　　　　　　　(　　)

　　A. 浆液性炎　　B. 化脓性炎　　C. 纤维素性炎　　D. 慢性炎症　　E. 肉芽肿性炎

(16)患者,女性,58岁,咳嗽3d。胸片显示右下叶浸润,痰培养肺炎球菌阳性。请问这些肺炎球菌从肺实质内清除主要是由炎性细胞产生的哪一种物质发挥作用　(　　)

　　A. 血小板激活因子　　　　　B. 前列腺素E_2　　　　　C. 缓激肽

　　D. 白三烯B_4　　　　　　　E. 过氧化氢

(17)患者,女性,76岁,因跌倒致左股骨粗隆骨折。住院两个星期后,感觉左腿肿胀,尤其是膝盖以下的小腿,并在运动时感到疼痛,触诊也很痛。该患者接下去最有可能发生的并发症是　　　　　　　　　　　　　　　　　　　　　　　　　　　　　　　　(　　)

　　A. 足坏疽　　　　　　　　　B. 大腿血肿　　　　　　　　C. DIC

　　D. 肺动脉栓塞　　　　　　　E. 软组织肉瘤

(18)患者,女性,94岁,近2d出现发烧和咳嗽。痰培养金黄色葡萄球菌阳性。经抗生素治疗2周后不再咳嗽,但仍发烧。胸片显示右下叶3cm的圆形密度影,其液化物形成中央空气-流体水平,周围没有浸润。下面哪一个是她肺部病变的最好描述(　　)

　　A. 肥厚性瘢痕　　　　　　　B. 脓肿形成　　　　　　　　C. 支气管癌

　　D. 慢性炎症　　　　　　　　E. 再生

(19)患者,男性,25岁,一根小木条嵌在手指上。3d后,木条周围组织红肿胀、柔嫩,中性粒细胞浸润到受损组织。内皮细胞中哪种物质的表达在中性粒细胞浸润中起着最重要的作用　　　　　　　　　　　　　　　　　　　　　　　　　　　　　　　　(　　)

　　A. γ-干扰素　　　　　　　　B. 哈格曼因子　　　　　　　C. E-选择素

　　D. 溶菌酶　　　　　　　　　E. 前列环素

(20)患者,女性,19岁,在太阳底下工作一天,没戴帽子和涂防晒霜,到晚上发现脸部发红,请问皮肤变红的最大可能是　　　　　　　　　　　　　　　　　　　　　　(　　)

　　A. 中性粒细胞积聚　　　　　B. 出血　　　　　　　　　　C. 水肿

　　D. 血管扩张　　　　　　　　E. 溶血

(21)男性,45岁,工作是扛砖头,服用非甾体抗炎药(布洛芬)后,其手臂中最有可能受到影响的过程是　　　　　　　　　　　　　　　　　　　　　　　　　　　　　(　　)

　　A. 血栓形成　　　　　　　　B. 疼痛　　　　　　　　　　C. 坏死

　　D. 纤维蛋白溶解　　　　　　E. 瘢痕形成

(二)病例讨论

病例一

1. 病史摘要

患者,男性,23 岁,右足拇趾跌伤化脓数天,曾用小刀自行切开引流,局部疼痛加剧,畏寒发烧 2d。被同宿舍职工发现高烧卧床,神志不清,急诊入院。

体格检查:体温 39.5℃,脉搏 130 次/min,呼吸 40 次/min,血压 80/50mmHg。急性病容,神志模糊,心率加快,心律齐,双肺有较多湿啰音,腹软,肝脾未扪及。全身皮肤有多处瘀斑,右小腿下部发红肿胀,有压痛。实验室检查,血常规:红细胞 $3.5×10^{12}$/L,白细胞 $25.0×10^9$/L,其中,嗜中性粒细胞 75%,单核细胞 2%,淋巴细胞 23%。

入院后即使用大量激素、抗生素,并给予输血二次、局部切开引流等治疗。入院后 12h,血压继续下降,处于休克状态,病情持续恶化。经多方抢救无效,于入院后第三天死亡。

2. 尸检摘要

躯干上半部有多处皮下瘀斑,散在,双膝关节有大片瘀斑。右下肢踝关节内下有外科切开引流切口,从足底向上 24cm 皮肤呈弥漫性红肿。拇趾外侧有一 1.5cm 的外伤创口,表面有脓性渗出物覆盖。双肺重量增加,广泛充血、变实,切面有多数出血性梗死灶伴小脓肿形成。全身内脏器官明显充血,心、肝、肾、脑实质细胞变性,心外膜、消化道壁、肾上腺、脾脏有散在出血点。在肺及大隐静脉血管内均找到溶血性链球菌及金黄色葡萄球菌。

根据已学过的病理学知识,讨论:

(1)死者生前患有哪些疾病(病变)? 据病史和病理解剖资料做出病理诊断。

(2)这些疾病(病变)是如何发生、发展的?

病例二

1. 病例摘要

患儿,男性,5 岁,在白喉流行期间患病,咳嗽声嘶、气促,突然呼吸心跳停止,抢救无效死亡。

2. 尸检摘要

喉、气管及支气管黏膜表面有一层灰黄色膜样物覆盖,气管黏膜表面的膜样物黏着不牢,部分已经脱落,堵塞支气管腔。

根据已学过的病理学知识,讨论:

(1)请做出病理学诊断,并提出诊断依据。

(2)咽、喉和气管病变有何不同?

(3)根据病变特点,考虑患者的死亡原因。

(4)何谓纤维素性炎? 它易发生的部位是哪里?

(三)问答题

(1)请说明炎症时血流动力学的变化及其意义。

(2)如何从病理学上来诊断炎症性疾病? 病因是什么?

(3)试述肉芽组织与肉芽肿的区别。

（4）分别从病变的形态和后果比较：

①浆膜的纤维素性炎及黏膜的纤维素性炎。

②脓肿和蜂窝织炎。

③急性炎症和慢性炎症。

实验四　肿　瘤
Tumor

一、实验目的

(1)掌握肿瘤标本的观察方法。

(2)掌握良、恶性肿瘤的区别。

(3)掌握肿瘤的生长方式及转移途径。

(4)掌握癌与肉瘤的病变特点及两者的区别。

(5)掌握常见上皮性恶性肿瘤——鳞癌、腺癌的镜下特点。

(6)培养分析、判断肿块的思维方式。

二、实验内容

大体标本	病理组织切片
(1)甲状腺腺瘤	(1)皮肤乳头状瘤
(2)卵巢黏液性囊腺瘤	(2)乳腺纤维腺瘤
(3)脂肪瘤	(3)支气管鳞状细胞癌
(4)子宫平滑肌瘤	(4)腺癌
(5)卵巢囊性畸胎瘤(皮样囊肿)	(5)绒毛膜上皮癌
(6)葡萄胎(水泡状胎块)	(6)淋巴结转移性腺癌
(7)阴茎癌	(7)子宫平滑肌瘤
(8)膀胱癌	(8)平滑肌肉瘤
(9)食道癌	(9)霍奇金淋巴瘤
(10)溃疡型胃癌	
(11)肺转移性肝癌	
(12)纤维肉瘤	
(13)骨肉瘤	

(一)大体标本

1. 甲状腺腺瘤(adenoma of thyroid)

肿物呈球形,表面光滑边界清楚,有完整的包膜。切面呈灰白色,实性,质地均匀,与周围甲状腺组织分界明显,部分区域含有大量半透明的胶性物质,有囊性变、出血、纤维化、钙化。瘤旁甲状腺组织呈受压萎缩改变。

2. 卵巢黏液性囊腺瘤(mucinous cystadenoma of ovary)

肉眼上已见不到正常的卵巢组织。肿瘤巨大,表面光滑,切面肿瘤由大小不等的囊腔构成(称为多房性),腔内充满褐色半透明胶冻状物(固定后的黏液),囊内壁光滑。

3. 脂肪瘤(lipoma)

肿瘤呈圆形或扁圆形、分叶状,包膜完整,呈黄色或橘黄色。切面油腻感,质软,瘤组织内有纤细的纤维组织间隔。

4. **子宫平滑肌瘤**（leiomyoma of uterus）

子宫增大，肌层内有 2 个球形肿瘤结节，直径为 3～4.5cm。肿瘤切面呈灰白色，编织状排列，与周围组织分界清楚。附近的肌组织受挤压而变薄，围绕肿瘤排列。

5. **卵巢囊性畸胎瘤（皮样囊肿）**（teratoma,dermoid cyst）

肉眼已看不到卵巢的正常结构。肿瘤呈圆形或椭圆形囊性肿物，包膜完整，表面光滑。切面见囊腔内充满油脂样物和毛发（有的含骨组织、软骨组织、黏液或浆液等）。囊壁一侧部分增厚，形成头结，多种组织成分在该处生长。

6. **葡萄胎（水泡状胎块）**（hydatidiform mole）

胎盘绒毛已失去原有形态，形成肿胀、半透明、圆形、椭圆形的水泡，水泡大小不等。小者肉眼勉强可见，大者直径可达 1cm 左右，有细蒂，呈簇状似葡萄粒。

7. **阴茎癌**（carcinoma of penis）

阴茎龟头部有一肿物，表面呈菜花状，质地硬实，有破溃。切面灰白色，干燥，基底较宽，肿瘤组织已浸润至阴茎深部，与周围正常组织分界不清。

8. **膀胱癌**（carcinoma of bladder）

膀胱切开，于膀胱黏膜面可见肿瘤组织。肿瘤呈乳头状生长，基底部与膀胱壁相连。乳头纤细，质脆易断，伴出血坏死。

9. **食道癌**（carcinoma of esophagus）

食管切开，可见食管中段管壁为癌组织广泛浸润并有出血和坏死，管壁增厚变硬，管腔显著狭窄。

10. **溃疡型胃癌**（ulcerative type of gastric carcinoma）

于胃小弯黏膜面可见一个大溃疡，溃疡边缘隆起、粗糙，底部凹凸不平。切面见溃疡处肿瘤组织呈灰白色、致密，深入肌层，边界不清楚。

11. **肺转移性肝癌**（metastatic carcinoma of liver）

请自行观察标本及描述。

提示：

(1)肺脏表面和切面能否见到肿物？

(2)肿瘤大小、数目和分布。

(3)"癌脐"。

(4)与周围正常组织的分界。

12. **纤维肉瘤**（fibrosarcoma）

肿瘤生长于上臂皮下，体积较大，呈结节状，无包膜。切面呈粉红色，细腻似鱼肉状。

13. **骨肉瘤**（osteosarcoma）

本实验室标本为手术截断股骨下和胫骨上段，骨骺端肿大，骨髓腔及骺端有广泛的灰白色瘤组织，骨髓腔消失。肿瘤从干骺端向骨干方向发展，破坏并替代骨皮质，并向骨外的软组织浸润生长形成梭形肿块。瘤组织呈灰白色，质软、细腻，似鱼肉状。

(二)病理组织切片

1. **皮肤乳头状瘤**（papilloma of skin）

肉眼可看到肿瘤呈乳头状，镜下观察这些乳头状结构。

(1)低倍镜:乳头的表面为增生的鳞状上皮样肿瘤组织,中央为结缔组织构成的中轴。

(2)高倍镜:增生的上皮细胞层次增多,由表及里分别为角化层、颗粒细胞层、棘细胞层及基底细胞层样细胞,与正常鳞状上皮排列相同。瘤细胞分化较好,可见细胞间桥,基底膜完整。间质随上皮长入乳头内,其中可见疏松结缔组织、毛细血管和少量淋巴细胞。

2. 乳腺纤维腺瘤(fibroadenoma of breast)

切片取自乳腺肿物。

(1)低倍镜:肿瘤实质由增生的纤维组织和腺管两种成分构成。

(2)高倍镜:肿瘤的纤维成分染色较浅,细胞梭形,大小较一致,基质可呈黏液样变。构成腺管的腺上皮细胞呈矮立方形,单层或多层,核深染,大小一致。

3. 支气管鳞状细胞癌(squamous cell carcinoma of bronchi)

(1)低倍镜:尚可见残留的支气管组织如软骨、混合腺等。肿瘤细胞呈团、巢状排列,即癌巢。癌巢大小不等,呈片状或条索状,与间质分界清楚。高分化鳞癌癌巢中可见红染的同心圆状或不规则形角化珠,低分化鳞癌则不见或少见角化物质。

(2)高倍镜:高分化鳞癌癌巢外围细胞似基底细胞,胞浆少,核梭形,染色深;癌巢内可见多角形细胞,胞浆丰富,核大、圆形、染色质粗糙,其形态与棘细胞相似;易见核分裂象和细胞间桥。部分癌巢中央有红染成团、层状角化物质(角化珠);低分化鳞癌分化差,癌细胞呈多角形或圆形,大小不一,排列紊乱,核大、染色质分布不均,病理性核分裂象常见,癌巢中无角化珠和细胞间桥。肿瘤间质可见少量淋巴细胞浸润。

4. 腺癌(adenocarcinoma)

切片中仍可见部分残存的肠黏膜及肌层。

(1)低倍镜:分化好者,癌组织呈腺管状结构,大小不一、腺腔形状不规则,腺管排列不整齐,细胞呈多层排列。分化差者,癌细胞不形成腺管状而呈实体状癌巢,与间质分界较清楚,癌细胞突破黏膜层向黏膜下层和肌层浸润。

(2)高倍镜:癌细胞大小不一,形态各异,排列紊乱,核大深染,病理性核分裂象多见。间质内有淋巴细胞浸润。

5. 绒毛膜上皮癌(choriocarcinoma)

(1)低倍镜:癌组织由分化不良的两种滋养层细胞形成不规则的实性细胞巢,侵入子宫平滑肌层,伴有出血坏死和炎细胞浸润。癌巢间无间质和血管。

(2)高倍镜:见两种癌细胞混杂一起。一种细胞界限清楚,胞浆丰富淡染,核大而圆,核膜增厚,核空泡状,似细胞滋养层细胞。另一种细胞体积大,形态不规则,胞浆红染,细胞界限不清,核不规则,浓染,似合体滋养层细胞。两种细胞多少不等,彼此镶嵌组成不规则的团块状,均有明显异型性。

6. 淋巴结转移性腺癌(metastatic adenocarcionma in lymph node)

(1)低倍镜:正常淋巴结结构尚存在,部分组织被破坏。于淋巴结边缘窦及皮质、髓质区可见多个大小不一、形状不规则的癌性腺体,部分区域癌细胞呈实性片状。

(2)高倍镜:癌细胞有明显的异型性,可见病理性核分裂象。

7. 子宫平滑肌瘤(leiomyoma of uterus)

(1)低倍镜:瘤组织由分化较好的平滑肌细胞样的瘤细胞构成。细胞聚集成束,大小、形态一致,呈编织状和螺旋状排列,有处呈栅栏状排列。

(2)高倍镜:瘤细胞呈梭形,胞浆丰富,染成深红色,有纵行的肌原纤维。核呈杆状,两端钝圆,偶见核分裂。间质纤维混在平滑肌细胞样的瘤细胞之间,分界不清,可见到血管。

8.平滑肌肉瘤(leiomyosarcoma)

(1)低倍镜:部分瘤细胞呈束状排列,交错成编织状,而且大部分排列较紊乱。

(2)高倍镜:瘤细胞多呈梭形或不规则形,大小明显不等,单核和多核瘤巨细胞易见。核深染,大小不等,核膜厚,染色质粗糙。核分裂象易见,部分为不对称、多极性等病理性核分裂象。肿瘤细胞间散布一些血管,为肿瘤间质。

9.霍奇金淋巴瘤(Hodgkin's lymphoma)

(1)低倍镜:淋巴结正常结构破坏消失,代之以大量肿瘤细胞。

(2)高倍镜:肿瘤细胞成分多样。多核 R-S 细胞胞浆丰富,多核或双核,核呈空泡状,核膜厚,核仁大,嗜酸性,双核者且两核并列为镜影细胞;单核 R-S 细胞大,胞浆丰富,单核,核呈空泡状,核中央见嗜酸性核仁;多形性细胞大小不一,形状不规则,核大深染,可见畸形核及核分裂,部分可见嗜酸性核仁。此外,尚可见多种炎症细胞,包括淋巴细胞、中性白细胞、嗜酸性粒细胞等。

三、思考题

(一)选择题

(1)患者,女性,44 岁,在洗澡时发现左乳房肿块。医生触诊检查左乳上外象限有一个 3cm 坚固、不规则、不可移动的肿块。对该肿块进行细针穿刺,细胞学检查为浸润性导管癌。行肿块切除伴腋窝淋巴结清扫术。下列哪项发现将最能预测患者预后　　　　（　　）

    A.肿瘤细胞强雌激素受体阳性　　　　　　B.淋巴结样本未见转移

    C.流式细胞术分析细胞为非整倍体和高 S 期　D.有一个乳腺癌的亲属

    E.肿瘤细胞分级高

(2)患者,女性,48 岁,在进行常规体检时发现右乳房有直径 4cm 不活动的无压痛性肿块。在左腋下可见 2cm 的无压痛性肿块。胸片显示两肺中有直径 0.5～2cm 的结节。下列哪一个 TNM 分类能最好地表明该疾病的分期　　　　　　　　　　（　　）

    A. $T_1 N_1 M_0$　　　　　　　　B. $T_1 N_0 M_1$　　　　　　　　C. $T_2 N_1 M_0$

    D. $T_3 N_0 M_0$　　　　　　　　E. $T_4 N_1 M_1$

(3)对直肠可扪及肿块病变的患者进行肿瘤活检,下列哪个微观发现最有可能表明肿瘤是恶性　　　　　　　　　　　　　　　　　　　　　　　　　　　　　（　　）

    A.多形性　　　B.异型性　　　C.浸润　　　D.核质比增加　E.坏死

(4)回顾一系列的外科病理报告发现,某些类型的肿瘤被诊断为Ⅰ级至Ⅳ级。请问下列哪一项是对肿瘤被诊断为Ⅰ级的最好说明　　　　　　　　　　　　　　（　　）

    A.不可能是恶性　　　　　　B.起源于上皮细胞

    C.可通过淋巴道和血道转移

    D.有原位成分　　　　　　　E.分化好并局限

(5)患者,男性,50 岁,近 4 个月来感到腹部不适。体检时无淋巴结肿大,无腹部肿块或脏器肿大。肠鸣音存在。腹部 CT 扫描显示直径 20cm 的腹膜后软组织肿块,遮住左侧腰大肌。粪便隐血试验阴性,该患者最有可能患有下列哪种肿瘤　　　　　　　（　　）

  A. 黑色素瘤 B. 错构瘤 C. 腺癌   D. 淋巴瘤 E. 脂肪肉瘤

  (6)对人类肿瘤进行肿瘤发生的临床研究,对过去病毒感染的血清学证实,一些肿瘤发生似乎与病毒有关。下列哪种肿瘤最有可能与病毒感染有关   ( )

  A. 视网膜母细胞瘤   B. 小细胞间变性癌   C. Burkitt 淋巴瘤

  D. 前列腺腺癌   E. 肝血管肉瘤

  (7)一个 14 岁的健康女孩,在常规体检中发现胸部上部的皮肤上有一个直径 0.3cm 的红色微凸结节。该病变已经存在多年,而且在大小或颜色上没有明显的变化。下列哪种肿瘤最有可能是这种结节   ( )

  A. 血管瘤 B. 黑色素瘤 C. 癌   D. 淋巴瘤 E. 胶质瘤

  (8)患者,男性,60 岁,有 90 包/年的吸烟史。近十年来有慢性咳嗽,近一年来体重减轻 3kg。体检无异常发现。胸片显示右肺门肿块。痰细胞学表现为非典型增生的鳞状上皮细胞。最常见的肿瘤扩散途径是   ( )

  A. 血道转移   B. 胸膜腔种植转移   C. 直接蔓延到胸壁

  D. 淋巴道转移   E. 支气管转移

  (9)患者,男性,55 岁,近 6 个月来出现不适和体重下降 4kg。体检大便为潜血试验阳性。腹部 CT 扫描显示他的肝脏有多个肿块,大小为直径 2～5cm,中央坏死。周围肝实质正常。下列哪一个肿瘤特征能最好地说明这些发现   ( )

  A. 多中心起源   B. 高肿瘤分级   C. 原发肿瘤在胃

  D. 致癌物暴露   E. 晚期

  (10)患者,女性,35 岁,在六年前发现子宫穹窿上有一个牢固的结节,记录在常规体检中。目前结节已经慢慢地增大,是最初的两倍大小。超声扫描显示质实,界限清楚。患者无症状。该女性最有可能患的是下列哪种肿瘤   ( )

  A. 腺癌   B. 平滑肌肉瘤   C. 血管瘤

  D. 平滑肌瘤   E. 转移瘤

  (11)女性,27 岁,在一次常规的健康维护检查时发现左前臂皮肤下方有一个直径 2cm 坚固的圆形肿块,表面皮肤看起来正常。使用手臂无困难,在运动或触诊时也没有疼痛。在接下来的一年里,也无明显改变。她最有可能患有下列哪种肿瘤   ( )

  A. 转移性癌   B. 黑色素瘤   C. 横纹肌肉瘤

  D. 脂肪瘤   E. 平滑肌瘤

  (12)患者,男性,62 岁,80 包/年的吸烟史,出现咯血。体格检查发现:身体浮肿,脸部多刺,足底水肿,皮肤擦伤,血压 165/100mmHg。胸片显示右上肺叶肿块直径 5cm。细针穿刺检查发现与小细胞间变性肺癌一致的细胞。骨扫描显示没有转移。细胞免疫组化染色,下列激素可能阳性的是   ( )

  A. 甲状旁腺素相关肽 B. 促红细胞生成素 C. ACTH

  D. 胰岛素   E. 胃泌素

  (13)患者,女性,45 岁,4 个月前发现左肩肿块并增大。在体检时触及左锁骨上淋巴结,质地稍硬。淋巴结活检,显微镜检查有转移性肿瘤。下列哪一个是最有可能的 ( )

  A. 脑胶质瘤   B. 胃腺癌   C. 乳腺纤维腺瘤

  D. 腹膜后脂肪肉瘤   E. 喉乳头状瘤

(14)恶性肿瘤发展危险因素的流行病学研究时,统计学分析发现一些恶性肿瘤在发展之前存在有某些慢性疾病,而另一些则没有。下列哪一个疾病最有可能发展为恶性肿瘤 （ ）

　A.高血压　　　　　　　　B.冠状动脉性疾病　　　　　C.慢性支气管炎

　D.溃疡性结肠炎　　　　　E.子宫平滑肌瘤

(15)患者,女性,44岁,在过去30年里有过多个性伴侣,巴氏涂片有异常的细胞学改变,提示人乳头瘤病毒(HPV)感染。如果不治疗,她最有可能发展下列哪种病变 （ ）

　A.鳞状细胞癌　　　　　　B.非霍奇金淋巴瘤　　　　　C.卡波西肉瘤

　D.腺癌　　　　　　　　　E.平滑肌瘤

(16)患者,男性,62岁,近一周感觉排尿疼痛,无发热。膀胱镜检查发现膀胱黏膜有直径1cm的红斑。该区域活检检查显示细胞核深染,核质比增加,涉及上皮的全层厚度,但仅限于基底膜之上的上皮细胞。下列哪项最能描述这些活检结果 （ ）

　A.化生　　　　　　　　　B.轻度不典型增生　　　　　C.微浸润

　D.增生　　　　　　　　　E.原位癌

(17)女性,32岁,近两个月来感觉骨盆疼痛。体检发现右下腹有肿块。腹部超声显示8cm的肿块,包括右卵巢。手术切除肿块。大体检查显示肿块表面光滑,不与周围骨盆结构粘连。切片时它是囊性的,充满毛发。显微镜下可见鳞状上皮、高柱状腺上皮、软骨和纤维结缔组织。该患者最有可能患下列哪种肿瘤 （ ）

　A.迷离瘤　　　B.错构瘤　　　C.黏液瘤　　　D.畸胎瘤　　　E.间皮瘤

(18)一名健康22岁的妇女进行常规体检。在左侧乳房中发现一个境界清楚的、坚固的、橡胶状的、可移动的肿块。腋窝淋巴结无肿大。覆盖在乳房和乳头上的皮肤看起来正常。下列哪个肿瘤最有可能出现在这个女人身上 （ ）

　A.脂肪瘤　　　　　　　　B.导管内癌　　　　　　　　C.恶性淋巴瘤

　D.纤维腺瘤　　　　　　　E.平滑肌瘤

(19)对具有长期EB病毒感染的东亚血统的患者进行流行病学研究。据观察,这些患者在成年后发生恶性肿瘤的风险增加。下列哪种肿瘤最有可能在这些患者中发现 （ ）

　A.卡波西肉瘤　　　　　　B.肺小细胞未分化癌　　　　C.骨肉瘤

　D.鼻咽癌　　　　　　　　E.子宫内膜癌

(二)病例讨论

　病例一

　　患者,女性,62岁。剑突下疼痛三余年,疼痛无规律。近三月疼痛加剧,经常呕吐,并解黑色柏油样大便。食欲逐渐减退,全身乏力,体重明显下降。

　　入院检查:慢性病容,面色苍白,消瘦。左锁骨上处可触及蚕豆大淋巴结,较硬、固定、不痛。肝肋下2.5cm,腹部稍膨隆,腹水征阳性。指肛检查:于直肠前凹触及核桃大小肿块,稍硬、固定。妇科检查:盆腔双侧皆可触及拳头大肿物,质硬,考虑为双侧卵巢肿物。胃镜检查:胃窦部有一个4cm×3.5cm大小溃疡肿块。B超检查:显示肝内多发性结节,大网膜及肠系膜上多数大小结节,双侧卵巢肿大。腹水脱落细胞学检查:为血性,涂片中见恶性肿瘤细胞。直肠镜检查:无异常发现。

入院后给予止血、抗感染、输血输液及其他对症处理,病情无好转。入院第5天反复呕吐咖啡色液体,并出现巩膜黄染,贫血加重,意识模糊,病情继续恶化,终因全身衰竭死亡。

根据已学过的病理学知识,讨论:

(1)请做出病理诊断及诊断依据。

(2)结合该病例讨论肿瘤生长方式。

(3)分析胃、肝、淋巴结、大网膜、肠系膜及卵巢之间的病变关系。

(4)结合该病例讨论恶性肿瘤转移途径。

(5)推测死亡原因。

病例二

患者,男性,15岁,一年前开始左大腿间歇性隐痛,后转为持续性疼痛伴局部肿胀。半年前不慎跌倒,左下肢不能活动。

体检左膝关节上方纺锤形肿胀。X线:左股骨下段骨质破坏,病变区一端可见Codman三角和日光放射线阴影。病理性骨折,经保守治疗无效,行截肢术。

治疗:患者截肢后愈合出院,出院后4个月出现胸痛、咳嗽、咯血。实验室检查:血清碱性磷酸酶升高。截肢局部无异常。

手术标本观察。肉眼:左股骨下段骨皮质和骨髓腔大部分被破坏,代之以灰红色鱼肉样组织,形成巨大梭形肿块(约18cm×15cm×12cm),质较软,明显出血坏死。病变以干骺端为中心,向骨干蔓延,侵入并破坏周围软组织。无包膜。镜检:细胞弥散分布,血管丰富,可见片状或小梁状肿瘤性骨样组织。肿瘤细胞圆形、梭形及星形,核大深染,病理性核分裂象多见。

根据已学过的病理学知识,讨论:

(1)根据病史、病理特点做出诊断。

(2)局部疼痛和病理性骨折是怎样发生的?

(3)术后4个月出现胸痛、咳嗽、咯血,如何解释?

(三)问答题

(1)如何区别肿瘤的良、恶性?观察大体标本和组织切片后,你得到哪些启示?

(2)何谓恶性肿瘤的转移?以胃癌为例说明恶性肿瘤转移的途径有哪些?

(3)转移性肿瘤与原发性肿瘤有何异同?其特点是什么?

(4)鳞状细胞癌癌巢中有"癌珠"意味着什么?

(5)肿瘤分哪几类?如何命名?

实验五　心血管系统疾病
Disease of Cardiovascular System

一、实验目的

(1)掌握动脉粥样硬化的病变特点及其对机体的危害性。

(2)掌握高血压病的基本病变特征及其对主要脏器的影响。

(3)掌握风湿病的基本病变及风湿性心脏病的病变特点,熟悉心脏外风湿性病变。

(4)掌握慢性心瓣膜病的形态学特点及临床表现。

(5)掌握冠心病的病变特点,熟悉其基本类型。

(6)熟悉急性、亚急性感染性心内膜炎的形态特点。

二、实验内容

大体标本	病理组织切片
(1)急性风湿性心内膜炎	(1)风湿性心肌炎
(2)风湿性心外膜炎	(2)亚急性细菌性心内膜炎
(3)慢性风湿性心瓣膜病	(3)动脉粥样硬化
(4)急性感染性心内膜炎	(4)冠状动脉粥样硬化
(5)亚急性细菌性心内膜炎	
(6)主动脉粥样硬化	
(7)心肌梗死	
(8)高血压性心脏病	
(9)高血压肾病	
(10)高血压脑出血	

(一)大体标本

1.急性风湿性心内膜炎(acute rheumatic endocarditis)

在二尖瓣闭锁缘上,可见单行排列、直径1～2mm、半透明、灰白色呈串珠状排列的小颗粒(疣状赘生物),与瓣膜粘连紧密。二尖瓣膜无异常改变,仍较薄未变形。

2.风湿性心外膜炎(rheumatic pericarditis)

心脏标本,心包已剪开,可见壁层与脏层的心包膜表面附着有厚薄不一、灰白色的绒毛状渗出物,为绒毛心。

3.慢性风湿性心瓣膜病(chronic rheumatic valvular disease of heart)

二尖瓣膜纤维性增厚、变形,无光泽,质较硬,无弹性。有标本可见二尖瓣两个瓣叶相互粘连,二尖瓣口径变小,呈鱼口状,造成瓣膜狭窄。左心房明显扩张,左心房内膜粗糙、增厚,尤以左心房后壁显著,称为McCallum斑。左心室轻度缩小,所属腱索增粗、变短,牵拉二尖瓣向下,使瓣膜关闭不全。

4.急性感染性心内膜炎(acute infective endocarditis)

二尖瓣或主动脉瓣上有较大的灰褐色赘生物,粗糙、质脆,部分赘生物已脱落,瓣膜破坏严重,有的瓣叶被破坏而形成穿孔,左心室略扩大。

5.亚急性细菌性心内膜炎(subacute bacterial endocarditis)

剖开左心室及主动脉,见主动脉瓣上附有一灰褐色赘生物,大小约 1.0cm×0.5cm×0.5cm,表面粗糙,质松脆,附着不牢,易脱落。赘生物基部与瓣膜连接,瓣膜轻度增厚,左心室心肌肥厚,有的标本左心室扩张。

6.主动脉粥样硬化(atherosclerosis of aorta)

主动脉内膜不光滑、散在浅黄色针头大至绿豆大的斑块或线条状斑纹,略高出内膜表面,病灶间内膜光滑,此为主动脉粥样硬化早期病变脂质条纹期。另可见有的内膜上散在大小不等的灰白色蜡滴状突起的斑块,系脂质沉积和纤维组织增生所致,此为纤维斑块期,有的动脉内膜上斑块溃破形成粥样溃疡或钙盐沉着,此为粥样斑块期。

7.心肌梗死(myocardial infarct)

心脏纵切面,见左心室前壁或室间隔前 2/3 有小片灰白色、不规则梗死灶,其间可见纤细的纤维化条纹,即局限性心肌硬化。部分梗死灶的心内膜面、肉柱间有灰褐色的附壁血栓形成。

8.高血压性心脏病(heart of hypertension)

心脏体积明显增大,重量增加。左心室心肌明显增厚,腱索、乳头肌及肉柱明显增粗,但左室腔扩张不明显,故称向心性肥大。到晚期心脏代偿失调时,心脏出现肥厚性扩张,称为离心性肥大。

9.高血压肾病(kidney of hypertension)

肾脏体积缩小,表面呈弥漫细小颗粒状,切面见肾皮质萎缩变薄,皮质与髓质分界不清,髓质亦变薄。

10.高血压脑出血(brain hemorrhage of hypertension)

自己描述出血部位和面积大小。

(二)病理组织切片

1.风湿性心肌炎(rheumatic myocarditis)

(1)低倍镜:心肌间质充血,心肌细胞排列疏松。在心肌间质血管周围,有成簇细胞排列成的梭形或椭圆形病灶,此即风湿小体(Aschoff body)。

(2)高倍镜:Aschoff body 中央有少许伊红色絮状物,为纤维素样坏死,周围有各种细胞成分。Aschoff 细胞:体积较大,呈梭形或多边形,胞浆丰富嗜碱性,核大,呈卵圆形、空泡状。核膜增厚深染,染色质向中央集结,并有细丝放射至核膜,在横切面上呈枭眼状,在纵切面上呈毛虫状。Aschoff 巨细胞:呈双核或多核,胞浆丰富嗜碱性。最外层有少量的组织细胞、淋巴细胞、浆细胞和个别的中性粒细胞。

2.亚急性细菌性心内膜炎(subacute bacterial endocarditis)

(1)低倍镜:心瓣膜损伤,在心瓣膜上附有一巨大的赘生物。

(2)高倍镜:赘生物由血小板、纤维蛋白、细菌菌落、炎细胞和少量坏死组织构成。细菌菌落被包裹在血栓的内部,呈蓝染的细颗粒构成的团块。赘生物基底部可见大量淋巴细胞、单核细胞及少量中性粒细胞,并有肉芽组织形成及纤维化。

3.动脉粥样硬化(atherosclerosis)

镜下:动脉内膜增厚呈丘状隆起,其浅层为增生的胶原纤维,肿胀融合形成玻璃样变。深层为粉染崩解的物质,其中有梭形裂隙,这是原有胆固醇结晶在制片中溶解的结果,有处可见深蓝色细颗粒状物质为沉淀的钙盐。部分中层萎缩,外膜无明显变化。

4.冠状动脉粥样硬化(atherosclerosis of coronary artery)

镜下:冠状动脉内膜部分增厚,呈半月形向管腔突出。表层纤维结缔组织增生,部分呈玻璃样变,其下见淡伊红染色的、无结构的粥样坏死物质,内含针形裂隙即胆固醇结晶,同时可见钙化灶即有颗粒状蓝色钙化物质,底部可见残留的泡沫细胞。中膜平滑肌轻度萎缩。

三、思考题

(一)选择题

(1)患者,男性,56岁,每天抽2包香烟。近5年来运动耐力减少。近一年来,感觉到上楼梯后胸痛。体检:血压 155/95mmHg,体重指数 30。实验室检查:血清总胆固醇 245mg/dL,HDL 胆固醇为 22mg/dL。该患者最有可能是下列哪种血管异常 (　　)

　　A.增生性动脉硬化　　　　　　　　B.淋巴水肿

　　C.动脉中层内侧钙化性硬化症　　　D.动脉粥样硬化

　　E.下肢深静脉血栓形成　　　　　　F.丛状动脉病变

(2)患者,女性,66岁,身体左侧部分突然不能运动。在过去的45年里,她每天抽一包烟。体检:体温 37.1℃,脉搏 80 次/min,呼吸 16 次/min,血压 160/100mmHg。脑血管造影显示大脑中动脉分支闭塞。实验室检查糖化血红蛋白 A1C 为 9%。下列哪一种血脂成分与病变密切相关 (　　)

　　A.乳糜微粒　　　　　　B.脂蛋白脂肪酶　　　　　C.Ox-LDL

　　D.VLDL　　　　　　　E.HDL

(3)尸检研究表明,儿童也可形成动脉粥样硬化。记录主动脉的大体形态,并与粥样斑块形成的微观结果进行比较。下列哪一个最有可能是动脉粥样硬化形成的最早证据(　　)

　　A.血栓形成　　B.脂纹　　C.钙化　　D.出血　　E.溃疡

(4)患者,男性,63岁。近6年来运动耐力减弱,目前出现一爬楼梯就上气不接下气。实验室检查,近25年来空腹血糖从 145mg/dL 到 210mg/dL,但没有寻求治疗。如果他突然死亡,以下哪一个最有可能成为死亡的直接原因 (　　)

　　A.心肌梗死　　　　　　B.结节性肾小球硬化　　　　C.脑出血

　　D.高渗性昏迷　　　　　E.右下肢坏疽

(5)患者,女性,57岁,患有高血压,近一年来感觉饭后腹痛。体重指数 31。血清总胆固醇升高。下列哪种类型的血管病变最有可能导致病理性疼痛 (　　)

　　A.动脉　　　　　　　　B.细小动脉　　　　　　　C.毛细血管

　　D.小静脉　　　　　　　E.静脉

(6)患者,男性,61岁,突然出现严重的胸痛。生命体征包括体温 37℃,脉搏 102 次/min,呼吸 20 次/min,血压 80/40mmHg。心电图显示左心室游离壁的心肌缺血。胸痛发作 3h 后用组织纤溶酶原激活剂(TPA)进行溶栓治疗。治疗后 3h 血清肌酐激酶为 450U/L。下列哪种细胞事件最有可能发生 (　　)

A.细胞再生　　　　　　　B.药物诱发的坏死　　　　　C.再灌注损伤

D.肌酐激酶合成增加　　　E.心肌纤维萎缩

(7)患者,男性,25 岁,在尝试攀登三级楼梯时感觉胸部疼痛,通过舌下含硝酸甘油疼痛减轻。体检身高 178cm,体重 101kg,血压 130/85mmHg。实验室检查,总胆固醇 550mg/dL,HDL 胆固醇 25mg/dL,血糖 120mg/dL。其哥哥在 34 岁时死于心肌梗死。该男性最有可能患有　　　　　　　　　　　　　　　　　　　　　　　　　　　　　　　　（　　）

A.Ⅱ型糖尿病　　　　　　B.急进型高血压病　　　　　C.家族性高胆固醇血症

D.库欣综合征　　　　　　E.病态性肥胖症

(8)患者,女性,49 岁,吸烟者。近 5 个月来在走路 300 多米时下肢明显疼痛。体检发现下肢冰凉、苍白,无肿胀或红斑。足背或胫后动脉脉冲不明显,体重指数 32。该患者最有可能出现下列哪一个病变　　　　　　　　　　　　　　　　　　　　　　　　　　（　　）

A.淋巴管堵塞　　　　　　B.细动脉硬化　　　　　　　C.动脉粥样硬化

D.动脉中层钙化　　　　　E.静脉血栓形成

(9)患者,男性,52 岁,在脚底有一个溃疡,2 个月没有愈合。身高 180cm,体重 126kg,体重持续增加。无重大疾病,血压正常。进行下列哪项血清指标的测试最有助于阐明其问题的根本原因　　　　　　　　　　　　　　　　　　　　　　　　　　　　　　　　（　　）

A.抗凝血酶Ⅲ　　　　　　B.皮质醇　　　　　　　　　C.肌酸激酶

D.葡萄糖　　　　　　　　E.癌胚抗原

(10)患者,男性,45 岁,突发胸骨后胸痛,被紧急送往医院。EKG 显示与左心室前壁大面积梗死相一致的变化,进一步发展成心源性休克。在胸痛发作 4d 后,这个区域显微镜检查最有可能出现以下哪项结果　　　　　　　　　　　　　　　　　　　　　　　　　　　　（　　）

A.成纤维细胞和胶原沉积　　　　　　B.毛细血管增生和巨噬细胞浸润

C.肌纤维坏死伴中性粒细胞浸润　　　D.肉芽肿性炎症

E.血管周围淋巴细胞浸润

(11)患者,女性,45 岁,呼吸急促 3 年,目前出现端坐呼吸。近一年来出现吞咽困难,无胸痛史。一个月前患了中风,不能移动左臂,无发热。胸片显示左室大小接近正常,左房边界扩大。该患者最有可能患有以下哪一个疾病　　　　　　　　　　　　　　　　　　（　　）

A.原发性高血压　　　　　B.心肌病　　　　　　　　　C.二尖瓣狭窄

D.主动脉缩窄　　　　　　E.卵圆孔未闭

(12)患者,男性,65 岁,突发严重腹痛,持续 3h。体格检查:体温 37℃,心率 110 次/min,呼吸 25 次/min,血压 145/100mmHg,下肢的脉搏减少。腹部有一个搏动的肿块。血清肌酸激酶正常。空腹血糖在 140~180mg/dL 超过 20 年。该患者最有可能患有什么疾病　　　　　　　　　　　　　　　　　　　　　　　　　　　　　　　　　　　　　（　　）

A.肠系膜上动脉血栓形成　　B.动脉粥样硬化性主动脉瘤　　C.结节性多动脉炎

D.急性冠状动脉综合征　　　E.Monckeberg 动脉中层钙化

(13)患者,女性,49 岁,患有心房颤动,控制不良,行胺碘酮治疗。后因中风死亡。尸检发现心脏 600mg,二尖瓣瓣叶部分融合,腱索增厚和缩短。左心房扩大,附壁血栓形成。下列哪一个是该患者最有可能的潜在疾病　　　　　　　　　　　　　　　　　　　　（　　）

A.系统性红斑狼疮　　　　B.冠状动脉粥样硬化　　　　C.消耗性心内膜炎

D. 风湿性心脏病　　　　　　　　E. 心肌淀粉样变

(14)患者,女性,44岁,因中风而死亡。在尸检发现右基底节有一个大出血灶。心脏增大,重550mg,左心室肥厚,肾脏体积缩小,每只约80g,皮质有瘢痕,显微镜下可见肾小动脉内膜洋葱皮样增厚,管腔变窄。下列哪一个是与该患者发现相关的最有可能的疾病（　　）

A. 常染色体显性遗传性多囊肾病　B. Ⅱ型糖尿病　　　　　C. 高胆固醇血症

D. 急进型高血压病　　　　　　　E. Monckeberg硬化症

(15)患者,女性,43岁,近6年来感觉呼吸困难增加。体检:体温正常,听诊两个肺部都可闻及湿啰音。胸片显示心脏扩张,双侧肺水肿。其小时候患有反复发作的A组溶血性链球菌感染性咽炎。该患者哪一个心脏瓣膜最有可能异常　　　　　　　　　　　（　　）

A. 主动脉瓣和三尖瓣　　B. 二尖瓣和肺动脉瓣　　　C. 主动脉瓣和肺动脉瓣

D. 三尖瓣和肺动脉瓣　　E. 二尖瓣和主动脉瓣

(16)患者,男性,60岁,因胸痛住院。入院第一天肌钙蛋白Ⅰ升高,冠状动脉造影显示前室间隔(左前降支)动脉狭窄75%。4d后,病情加重,血压明显降低。进行心包穿刺抽出150mL的血性液体。该患者在低血压发作时,左心室心肌最有可能出现下列哪项显微镜检查结果　　　　　　　　　　　　　　　　　　　　　　　　　　　　　　（　　）

A. 广泛的跨壁胶原沉积　　　　　　B. 淋巴细胞浸润

C. 冠状动脉破裂　　　　　　　　　D. 坏死伴中性粒细胞和巨噬细胞浸润

E. 间质水肿和肌纤维横纹消失

(17)患者,男性,51岁,突然感觉胸骨痛并辐射到他的左手臂和颈部。在接下来的3h里,感觉头晕并大量出汗。体检:体温正常,心率为96次/min,心律不齐。实验室检查血清肌钙蛋白Ⅰ升高。此时,通过心肌组织病理学检查,下列哪项特征最明显（　　）

A. 巨噬细胞浸润　　　　　B. 收缩带坏死　　　　　　C. 中性粒细胞浸润

D. 毛细血管增生　　　　　E. 胶原沉积

(18)男性,56岁,一个月前检查发现血压175/110mmHg,但其由于感觉很好没有进行治疗,该男性面临以下哪种情况的风险最大　　　　　　　　　　　　　　（　　）

A. 胸腔积液　　　　　　　B. 肺充血　　　　　　　　C. 增生性动脉硬化

D. 三尖瓣关闭不全性　　　E. 心肌梗死

(二)病例讨论

患者,女性,30岁。20年前在一次"感冒、咽痛"后大约一个月时,自觉膝、踝等大关节游走性疼痛,发热,进而因出现心慌、气短第一次住院。当时查体:体温38℃,咽红,扁桃体肿大,心率108次/min,呼吸急促;膝、踝关节轻度红肿;四肢内侧皮肤和躯干皮肤可见散在的"环形红斑";肘、膝、枕后等处可触及多个皮下小结,较硬,无压痛;心界扩大,心音较弱,听到心包摩擦音,血沉32mm/第一小时(正常值:0～20mm/第一小时),血清抗链球菌溶血素O:600单位(正常值＜500单位)。经水杨酸类药物、肾上腺皮质激素和抗生素等治疗后,病情缓解,出院。出院后,关节肿痛等间断发作。

患者于6年前,逐渐出现活动后心慌、气短,偶尔夜间阵发性呼吸困难、不能平卧,因而再次住院。查体:端坐呼吸,双侧面颊潮红,口唇青紫,颈静脉怒张;心率115次/min,心律不齐;心尖部(二尖瓣听诊区)听到明显的收缩期吹风样杂音和比较响亮的舒张期隆隆样杂音;肺内可听到湿性啰音(水泡音);胸部X线照片显示心界向两侧扩大;肝大(其边缘在肋下缘 2cm 处触及);下肢中度水肿。给予洋地黄等药物和有关支持疗法等后,病情缓解出院。

患者于一月前又因发热、心慌、不能平卧数日,并突然左眼失明 1d 而第三次住院。查体:心率快,心律不齐,呼吸急促,体温 39℃;心脏杂音明显;血常规:白细胞增多,中性粒细胞 86%。血培养:有草绿色链球菌生长。入院后经抗心衰、抗感染等治疗,病情无明显好转,并相继出现血尿、左下肢剧痛和腰痛。于第三次住院后半个月时,突然昏迷,经抢救无效死亡。

根据已学过的病理学知识,讨论:

(1)本例患者在 20 年间三次住院各患了什么疾病? 这些疾病之间的联系如何?

(2)结合该病例试述风湿性心脏病的发生发展过程及病变特征。

(3)风湿性皮下病变有何特点及临床意义?

(4)本病例患者死后剖检时,会在哪些器官、组织内发现一些什么病变? 思考这些病变的病理与临床联系。

(5)试分析推测患者死亡原因。

(三)问答题

(1)试述风湿病基本病变。如反复发作累及二尖瓣能引起何种病变,产生何种后果?

(2)试述动脉粥样硬化斑块的发生、发展,继发病变及后果。

(3)动脉粥样硬化好发于什么部位? 为什么?

(4)高血压病的病理变化核心是什么? 能引起何种器官的何种病理变化?

实验六　呼吸系统疾病
Disease of Respiratory System

一、实验目的

(1)掌握大叶性肺炎的病理形态学改变,结合病理所见,进一步理解临床表现。
(2)掌握小叶性肺炎病理改变和临床病理联系。
(3)掌握慢性支气管炎、肺气肿、肺心病的病理形态学改变。
(4)掌握肺癌的病理形态学改变。

二、实验内容

大体标本	病理组织切片
(1)肺源性心脏病	(1)大叶性肺炎(灰色肝样变期)
(2)肺泡性肺气肿	(2)小叶性肺炎
(3)间质性肺气肿	(3)肺气肿
(4)大叶性肺炎(灰色肝样变期)	(4)硅肺
(5)小叶性肺炎	(5)慢性支气管炎
(6)硅肺	
(7)中央型肺癌	
(8)周围型肺癌	
(9)支气管扩张症	

(一)大体标本

1. 肺源性心脏病(cor pulmonale)

心脏体积明显增大,心尖钝圆。标本主要显示右心,切面见右心室和右心房扩张,右心室壁明显增厚,肺动脉瓣下 2cm 处心肌壁厚度超过 5mm(正常 3～4mm),肺动脉圆锥膨隆,肉柱和乳头肌变粗。左心腔、心瓣膜及心外膜未见明显病变。

2. 肺泡性肺气肿(vesicular emphysema)

本实验室标本为成年人慢性阻塞性肺气肿。病变以肺上叶为明显,肺脏体积增大,颜色苍白,边缘圆钝,肺组织柔软,弹性减低,压痕不易消失。在肺膜下可见直径超过 1～2cm 的肺大泡,这是肺泡扩张破裂融合而成。切面可见肺泡呈弥漫性扩张、呈海绵状。整个肺组织有较多簇状分布的炭末沉积斑点。

3. 间质性肺气肿(interstitial emphysema)

本实验室标本为儿童的肺,肺体积增大饱满,含气量增多。从肺膜表面观察,相当于小叶间隔处有网线条样结构,由多数串珠样小气泡构成。

4. 大叶性肺炎(灰色肝样变期)(lobar pneumonia,stage of grey hepatization)

病变的肺叶体积增大饱满。切面可见病变区与正常肺组织界限清楚,病变区呈灰白色,干燥,略呈颗粒状,质实如肝;病变相应部位的胸膜表面有少量纤维蛋白性渗出物,呈絮状。

5. 小叶性肺炎(lobular pneumonia)

肺的切面上,双肺各叶有多数散在的直径 1cm 左右的变实病灶。病灶呈灰白或灰黄色,边界不清,尤以下叶和背侧明显。病灶中心可见扩张的细支气管,有的腔内可见脓性渗出物。病灶之间的肺泡明显扩张。部分病灶互相融合成较大的灰白片状使肺明显实变。

6. 硅肺(silicosis)

本实验室标本为三期硅肺。肺体积明显缩小,质地变硬,肺膜增厚。切面可见多数散在的灰白色粟粒大小的结节,此即硅结节,触之有砂粒样感。其中多数境界清楚,有的融合成较大的硅结节。在结节周围及结节之间有灰白色质地致密的纤维组织。

7. 中央型肺癌(lung carcinoma,central type)

肺门部,可见一灰白色肿块,与主支气管关系密切,形状不规则,或呈分叶状,呈浸润性生长。支气管壁被癌组织侵犯破坏,与正常组织界限不清;切面灰白色,干燥质脆,可见坏死。

8. 周围型肺癌(lung carcinoma,peripheral type)

肿瘤位于肺上叶顶部近肺膜处,为单发呈球形的结节,直径 4~5cm。切面灰白色,边界较清楚,但无包膜,呈浸润性生长。在主瘤外周可见小的瘤结节(卫星病灶)。

9. 支气管扩张症(bronchiectasis)

切面可见肺内的支气管呈圆柱状、囊状或梭形扩张。有的为节段性扩张,有的呈延续性扩张。扩张的支气管、细支气管可直达于胸膜下。扩张支气管的黏膜表面有横行网状的皱襞并继发化脓性感染。支气管周围的肺组织有不同程度的萎缩和纤维化。

(二)病理组织切片

1. 大叶性肺炎(灰色肝样变期)(lobar pneumonia,stage of grey hepatization)

(1)低倍镜:全部肺泡扩张。肺泡内充满炎性渗出物。各个肺泡内渗出物的数量和性质大致相似,显示病变的均一性,即病变分布一致,肺泡壁完整。

(2)高倍镜:肺泡内的渗出物主要为大量呈网状、细丝状的纤维素及嗜中性粒细胞,少数肺泡内可见少量红细胞。有的地方可见肺泡壁肺泡间孔(cohn孔)扩大,相邻两肺泡内的纤维素通过此孔相交连。部分肺泡间隔毛细血管扩张,部分呈贫血状态(渗出物挤压所致)。肺膜有少量纤维素渗出及炎症细胞浸润。

2. 小叶性肺炎(lobular pneumonia)

(1)低倍镜:病变呈灶状分布。多以细支气管为中心并波及其相邻的肺泡。

(2)高倍镜:病变的细支气管管腔内有中性粒细胞、脓细胞、浆液和坏死脱落的上皮,部分黏膜上皮坏死脱落,细支气管壁充血水肿,中性粒细胞浸润,破坏平滑肌,使环形平滑肌断裂。细支气管周围的肺泡壁充血水肿,肺泡腔内见中性粒细胞、脓细胞和脱落的肺泡上皮。病灶周围的肺泡轻度扩张,呈代偿性肺气肿改变。

3. 肺气肿(pulmonary emphysema)

(1)低倍镜:为全腺泡型肺气肿。肺泡腔弥漫性扩张;相邻的扩张肺泡腔彼此融合成较大的囊腔(这种囊腔可大至肉眼可见的囊泡,称为肺大泡)。肺泡间隔受压,肺泡壁变狭,甚至断裂。

(2)高倍镜:肺泡明显扩张,肺泡间隔狭窄、断裂,相邻的扩张肺泡腔彼此融合成较大的囊腔。肺泡壁毛细血管受压,且数量减少。细支气管壁有单核细胞、淋巴细胞浸润。肺的小动脉管壁增厚,腔狭窄。

4.硅肺(silicosis)

(1)低倍镜:可见肺广泛性纤维化,其间肺组织内有数个散在结节,大小不等,此即为硅结节。

(2)高倍镜:肺内纤维组织增生。硅结节由红染的、同心圆排列的玻璃样变的胶原纤维构成,结节中央常见厚壁小血管,边缘有成纤维细胞,并有吞噬炭末的巨噬细胞。结节内、外可见黑色带黄绿色折光的粉尘颗粒。有的结节中心有蓝色钙盐沉着。结节周围的肺组织可呈不同程度的肺气肿改变。肺膜明显增厚和玻璃样变。

5.慢性支气管炎(chronic bronchitis)

(1)低倍镜:支气管腔扩张,支气管内有脓性渗出物和黏液分泌物(黏液呈浅蓝色,与脓液相混)。部分支气管上皮有破坏、脱落,伴有鳞状上皮化生,支气管壁增厚,纤维结缔组织增生。

(2)高倍镜:支气管上皮纤毛粘连、倒伏、脱失,上皮细胞变性、坏死脱落及杯状细胞增生,可伴有鳞状上皮化生;黏液腺增生肥大,部分浆液腺发生黏液腺化生。支气管壁血管扩张充血,淋巴细胞、浆细胞浸润,部分管壁平滑肌束断裂,软骨可变性、萎缩破坏。支气管周围肺组织有肺气肿变化。

三、思考题

(一)选择题

(1)成年男性患者,气短呼吸困难,心浊音界缩小,肝浊音界下降,近日出现头痛、烦躁不安、昏迷。最大可能是 ( )

A.脑出血　　　　　　B.肺心病　　　　　　C.脑栓塞

D.精神异常　　　　　E.肺气肿并发肺性脑病

(2)尸检发现患儿两肺密布灰白色粟粒大小结节,同时肝、脾、肾亦见同样病变,脑底脑膜渗出物呈毛玻璃样外观。指出结核杆菌从何处入血播散引起上述病变 ( )

A.无名静脉　　　　　B.肺原发灶　　　　　C.上腔静脉

D.颈内静脉　　　　　E.下腔静脉

(3)成年女性患者,咳嗽,喘息10年,心悸4年。颈静脉怒张,双肺呼吸音粗糙,肝肋缘下2指,下肢浮肿,其原因最可能是 ( )

A.急性肾炎　　　　　B.硅肺　　　　　　　C.急性呼吸窘迫综合征

D.肺心病致右心衰竭　E.二尖瓣狭窄致右心衰竭

(4)老年男性患者,尸检见肺组织内有呈同心圆排列的玻璃样变的胶原纤维、类上皮细胞、多核巨细胞及淋巴细胞构成的结节。该患者最后诊断为 ( )

A.肺结核　　　　　　B.硅肺　　　　　　　C.肺纤维化

D.石棉肺　　　　　　E.硅肺结核病

(5)患者,男性,30岁,3d前受凉后头痛,畏寒,继而高热,咳嗽,咯铁锈色痰,左侧胸痛,气急不能平卧,X线检查可见左肺下叶大片致密阴影。最可能的诊断为 ( )

A.肺转移瘤　　　　　B.肺出血肾炎综合征　C.肺癌继发感染

D.大叶性肺炎　　　　E.支气管扩张症

(6)患者,男性,20岁,突然寒战,高热咳嗽,咳少量黏液痰,时有铁锈色痰,下列哪种疾病可能性大 （　　）

    A. 支气管炎,继发感染　　　　B. 病毒性肺炎　　　　C. 支原体肺炎

    D. 肺炎球菌肺炎　　　　E. 肺炎杆菌肺炎

(7)患者,女孩,11岁,在近两周内出现呼吸困难。体格检查:体温 37.3℃,脉搏 85次/min,呼吸频率 30 次/min,血压 110/60mmHg,肺野听诊清楚,心率正常,无杂音。胸部 X 线显示肺门淋巴结肿大以及右中叶外周有 1cm 大小的结节,无渗出性病变。痰液显示正常菌群,细菌培养显示无病原体。她最有可能遇到以下哪种情况 （　　）

    A. 过敏性肺炎　　　　B. 结核分枝杆菌感染　　　　C. 支气管类癌

    D. 感染性心内膜炎　　　　E. Goodpasture 综合征

(8)患者,男性,58岁,突发心脏骤停,接受心肺复苏措施后送到医院,进行气管插管,在插管过程中有胃内容物吸入。在接下来 10d 里,他出现干咳,发烧至 37.9℃。胸片显示肺部出现直径 4cm 肿块,右肺有气液平,痰培养显示混合菌群感染。该患者最可能患的是哪种肺部疾病 （　　）

    A. 鳞状细胞癌　　　　B. 肺脓肿　　　　C. 慢性支气管炎

    D. 支气管扩张　　　　E. 支气管肺隔离症

(9)患者,男性,64岁,有吸烟史。出现咳嗽伴有大量黏液痰 3 月余,并且复发肺炎链球菌和肺炎克雷伯菌感染,最后由于败血症和脑脓肿而死亡,尸检时发现其支气管在显微镜下显示黏液腺肥大。以下哪种情况最有可能解释他的临床病程 （　　）

    A. 肺小细胞癌　　　　B. 充血性心力衰竭　　　　C. 慢性支气管炎

    D. 支气管哮喘　　　　E. 支气管扩张

(10)患者,男性,61岁,干咳一周。体检:体温 37℃,右肺底部呼吸音减弱,胸部 X 线显示右下叶部分区域实变,接受抗生素治疗一个月后无改变。进行支气管肺泡灌洗发现大量非典型细胞以及巨噬细胞。以下哪项是最可能的诊断 （　　）

    A. 支原体肺炎　　　　B. 原位肺腺癌　　　　C. 结节病

    D. 肺梗死　　　　E. 硅肺

(11)患者,女性,44岁,无吸烟史。出现发烧、咳嗽 4d,无咯血。体格检查,体温 37.6℃,右上肺呼吸音减弱,胸部 X 线显示肺右上叶出现 6cm 的浸润区,接受抗生素治疗后无改善。一个月后,X 线检查显示肺右上叶出现 3cm 肿块。以下哪种肿瘤最有可能出现在该女性身上 （　　）

    A. 鳞状细胞癌　　　　B. 小细胞间变癌　　　　C. 腺癌

    D. 间皮瘤　　　　E. 类癌

(12)患者,女性,70岁,因脑血管意外(CVA)卧床 5 周。她突然出现呼吸困难,2d 后出现左侧胸膜炎性胸痛。放射成像显示左下叶可见呈楔形的出血性区域。请问肺动脉分支最有可能出现的病变是 （　　）

    A. 动脉粥样硬化　　　　B. 曲霉菌病　　　　C. 转移性癌

    D. 血管炎　　　　E. 血栓栓塞

(13)患者,女性,43岁,呼吸困难 8 年,无咳嗽或痰增多。在体检中,双侧所有肺野叩诊呈过清音,胸部 X 线片显示肺容积增加,膈肌变平。右心室心界明显。胸部 CT 扫描显示所

有肺野,尤其是下肺叶的衰减减弱。她最可能的实验室检查结果是哪一个 （　　）

A.血清铜蓝蛋白降低　　　　B.汗液氯化物增加　　　　C.尿中尼古丁阳性

D.血清 α1-抗胰蛋白酶降低　　E.抗核抗体阳性试验

(14)患者,男性,55 岁,有 50 包/年的吸烟史,最近出现咳嗽、咯血。体检未见异常。镜检细胞学表现为非典型细胞,细胞核呈染色质积聚。实验室检查,血清钙为 11.3mg/dL,磷为 2.1mg/dL。该患者最有可能的胸部摄影结果是 （　　）

A.大的肺门肿块　　　　B.肺炎样结节　　　　C.周围肺组织有结节

D.隆突压迫　　　　E.左侧胸膜增厚

(15)患者,男性,58 岁,近 2 个月来出现咳嗽。近 1 周他发现痰里有血丝。体检时左肺有呼气哮鸣音。胸片显示左肺门附近有直径 5cm 的肿块。痰液脱落细胞学检查发现有核染色深的、胞浆少的多形性细胞。以下哪一个因素是他患肺部疾病的最易诱发因素 （　　）

A.二氧化硅　　B.氡气暴露　　C.吸烟　　D.石棉沉着病　　E.慢性支气管炎

(16)患者,女性,40 岁,高烧一周,伴有咳嗽,咳黄色痰。体检:体温 38.2℃,所有肺野均有弥漫性啰音。胸片显示所有肺野均有斑片状浸润,左上肺叶有一直径 4cm 圆形实变区,呈气液平面。痰检查有大量的中性粒细胞。下列哪种病原微生物最有可能导致她的肺部疾病 （　　）

A.金黄色葡萄球菌　　　　B.黑曲霉菌　　　　C.结核杆菌

D.肺炎支原体　　　　E.腺病毒

(二)病例讨论

病例一

患者,男性,58 岁,因两个月来间断性剧烈头痛、喷射性呕吐而住院。患者重度吸烟 30 年余。近 20 年来,每年冬春季剧烈咳嗽,咳白色黏液痰或黄色脓痰。近 10 年来,常咳大量脓痰或痰中带血,偶尔大口咯血。近 5 年来,于较大活动量后,自觉心慌、气短,并逐渐加重。

一年前,X 线胸透发现胸廓的扩张度和膈肌的活动度均降低;X 线拍片显示肺容积增大、横膈降低、肺野透明度增加、肋间隙增宽、肋骨近水平走向,右下叶支气管灶性囊状扩张呈蜂窝状,右肺下叶灶性肺不张。

住院后查体:呼吸急促、微弱,桶状胸,颈静脉怒张,下肢水肿,肝大;两肺底可闻及湿啰音;颅脑 CT 检查发现一直径约 2.5cm 的近圆形肿物。诊断为"脑瘤",遂行开颅探查术。术中,切除小块肿物组织进行快速冰冻切片检查,病理诊断为"脑内转移性小细胞未分化癌,建议检查肺部"。手术后,床边拍 X 线胸片,发现右肺门有一不规则形肿物阴影伸入肺内,边界不清。患者于开颅术后一直处于昏迷状态,并出现高热,两肺布满细小湿性啰音。于手术后第 10 天经抢救无效死亡。

根据已学过的病理学知识,讨论:

(1)本例患者 20 年前、10 年前和 5 年前有可能各患何病? 它们之间的可能联系是什么?

(2)本例最后所患疾病的病理-临床特点如何?

(3)分析本例患者的死因。

(4)请说明该患者的所有患的疾病及其发展。

病例二

患者,杨某,男,26岁。酗酒后遭雨淋,于当天晚上突然起病,寒战、高热、呼吸困难、胸痛,继而咳嗽,咳铁锈色痰,其家属将其急送当地医院就诊。听诊,左肺下叶有大量湿性啰音;触诊语颤增强;血常规检查,白细胞:$17 \times 10^9/L$;X线检查,左肺下叶有大片致密阴影。

入院经抗生素治疗,病情好转,各种症状逐渐消失;X线检查,左肺下叶的大片致密阴影缩小。病人于入院后第7天自感无症状出院。冬季征兵体检,X线检查左肺下叶有约3cm×2cm大小不规则阴影,周围边界不清,怀疑为"支气管肺癌"。在当地医院即做左肺下叶切除术。病理检查,肺部肿块肉眼为红褐色肉样,镜下为陈旧肉芽组织。

根据已学过的病理学知识,讨论:

(1)患者发生了什么疾病? 为什么起病急、病情重、预后好?

(2)患者为什么会出现咳铁锈色痰?

(3)左肺下叶为什么会出现大片致密阴影?

(4)在病理检查后确诊为什么病变? 是如何形成的?

(三)思考题

(1)比较大、小叶性肺炎的病理变化、临床表现及并发症。

(2)长期慢性支气管炎可引起什么后果? 能否从观察标本切片中得到提示?

(3)请说明肺癌的大体类型和组织类型。

(4)通过这次实验能否归纳出肺源性心脏病的常见肺部原因以及引起肺动脉高压的机制?

实验七　消化系统疾病
Disease of Digestive System

一、实验目的

(1)掌握慢性萎缩性胃炎的病变特点；掌握溃疡病的病变特点。

(2)掌握病毒性肝炎的病变特点临床病理联系。

(3)掌握肝硬化的病变特点、临床病理联系。

(4)熟悉食管癌、胃癌、大肠癌的主要类型、病变。

(5)掌握原发性肝癌的主要类型、病变。

二、实验内容

大体标本	病理组织切片
(1)慢性胃溃疡	(1)慢性萎缩性胃炎
(2)慢性胃溃疡合并穿孔	(2)慢性胃溃疡
(3)急性阑尾炎	(3)急性蜂窝织炎性阑尾炎
(4)门脉性肝硬化	(4)门脉性肝硬化
(5)坏死后性肝硬化	(5)坏死后性肝硬化
(6)亚急性重型肝炎	(6)肝细胞性肝癌
(7)胃癌(溃疡型)	(7)直肠腺癌
(8)食道癌(缩窄型)	
(9)原发性肝癌	
(10)家族腺瘤性息肉	
(11)直肠癌	

(一)大体标本

1.慢性胃溃疡(chronic gastric ulcer)

标本是一个大部分切除的胃。可见溃疡发生于幽门部。溃疡为一个,圆形或椭圆形,边缘整齐,状如刀割,直径小于2cm。底部平坦干净,仅见少量渗出物。溃疡周围黏膜向溃疡集中,部分溃疡周围黏膜皱襞消失,变得平坦。

2.慢性胃溃疡合并穿孔(perforation of gastic ulcer)

此为胃大部切除标本,小弯近幽门处有椭圆形溃疡,直径小于2cm,溃疡边缘整齐,溃疡底较平坦,溃疡周围黏膜皱襞放射状排列。溃疡深达浆膜层,已引起穿孔。溃疡部浆膜面粗糙,可见少量渗出物。

3.急性阑尾炎(acute appendicitis)

阑尾明显肿胀,血管扩张充血,可见灰白色或黄绿色的脓性渗出物(脓苔)覆盖在表面。断面观,可见阑尾腔内充满脓液。

4.门脉性肝硬化(portal cirrhosis of liver)

肝脏体积缩小,重量减轻、质地变硬,表面凸凹不平,可见突出表面大小较一致的颗粒

（最大者直径不超过 1cm），切面亦可见多数散在圆形、椭圆形的大小相似的黄色小结节。结节周围可见增生的结缔组织包绕。

5.坏死后性肝硬化（postnecrotic cirrhosis of liver）

肝脏体积缩小，重量减轻，质地变硬、变形、表面凹凸不平，可见多数大小不一的结节。直径多在 0.5～1.5cm，切面亦可见大小不一结节，结节间纤维间隔较宽，宽窄不一，呈灰白色。

6.亚急性重型肝炎（subacute severe hepatitis）

肝脏体积缩小，重量减轻，土黄色。剖面上，有呈现红褐色或土黄色坏死区域和小岛状的再生性肝细胞结节。

7.胃癌（溃疡型）（Carcinoma of stomach，ulcerative type）

在胃小弯幽门处胃黏膜面，可见一溃疡型肿块。溃疡大约 2cm×2cm，边缘隆起，周边不整，底部凹凸不平，呈火山口状。切面可见肿瘤浸润性生长侵犯胃壁全层。

8.食道癌（缩窄型）（carcinoma of esophagus）

肿瘤向食道管壁内浸润为主，致使管壁增厚、变硬、收缩和管腔狭窄。肿瘤所致缩窄处上方的食管显著扩张。

9.原发性肝癌（primary carcinoma of liver）

巨块型肝癌肝：切面可见巨大实体肿块。儿头大小，圆形，占据整个肝右叶，瘤块质地较软，切面呈灰白色或黄褐色，中心部常有出血坏死。周边常有散在卫星状瘤结节。周围肝组织无硬化。

结节性肝癌：肝脏表面凹凸不平。切面见多个癌结节散在分布，椭圆形、大小不等、直径由数毫米至数厘米，有的结节互相融和，形成较大的癌结节。周边肝组织伴肝硬化改变。

10.家族腺瘤性息肉（familial adenomatous polyposis）

本实验室标本为一段结肠。黏膜表面可见多数密集的大小不等的息肉，大部分息肉无蒂，少数有蒂。较大的息肉呈分叶状，小的息肉表面光滑，这些息肉都是大肠腺瘤。家族性大肠腺瘤病是常染色体显性遗传性疾病。患者在青春期大肠内开始生长大量腺瘤。如不将大肠切除，四十岁左右容易发生大肠癌。

11.直肠癌（rectal cancer）

直肠下部距肛门 4cm 处肠腔内可见一 4cm×3cm 大小的肿块，中央有溃疡形成，溃疡边缘不整，底部有坏死和出血。切面显示肠壁全层被破坏。

（二）病理组织切片

1.慢性萎缩性胃炎（chronic atrophic gastritis）

（1）低倍镜：胃黏膜变薄，腺体较正常短而少，有的腺腔扩张。

（2）高倍镜：胃黏膜固有腺体不同程度的萎缩消失，黏膜表面被覆上皮中有较多杯状细胞（肠上皮化生）。固有膜内淋巴细胞、浆细胞浸润和淋巴滤泡形成。可见黏膜肌层肥厚。

2.慢性胃溃疡（chronic gastric ulcer）

（1）肉眼见组织凹陷处为溃疡底部，两侧垂直部分为溃疡边缘。

（2）低倍镜：溃疡深达肌层，该处胃黏膜层、黏膜下层及肌层已完全被破坏；其两侧见胃壁各层结构。

（3）高倍镜：注意观察溃疡的四层结构：表层可见少量渗出的纤维素和中性粒细胞，渗出层下方为数量不等的坏死组织,坏死层下方为大量增生的肉芽组织,最下层为瘢痕组织层:血管、细胞少而胶原纤维多,有时见增殖性动脉内膜炎。溃疡周围胃黏膜可有肠上皮化生。

3.急性蜂窝织炎性阑尾炎(acute phlegmonous appendicitis)

(1)低倍镜:切片为阑尾的横切面。黏膜上皮大部分已脱落,形成溃疡,阑尾各层(黏膜、黏膜下层、肌层及浆膜层)均高度充血水肿,并可见大量炎细胞弥漫浸润。

(2)高倍镜:阑尾各层弥漫浸润的炎症细胞为中性粒细胞,浆膜表面可见纤维素及脓性渗出物。

4.门脉性肝硬化(portal cirrhosis of liver)

(1)低倍镜:肝小叶正常结构被破坏,由广泛增生的纤维将肝小叶分割成大小不等、圆形或椭圆形肝细胞团,此即假小叶。假小叶内中央静脉多偏位,或缺如,或有多个。假小叶周边增生的纤维组织中有淋巴细胞和单核细胞浸润及新生细小胆管及假胆管。

(2)高倍镜:假小叶内肝细胞有脂肪变性及坏死。有的肝细胞体积较大,胞浆丰富、核大、染色较深,可有双核,此为再生的肝细胞。

5.坏死后性肝硬化(postnecrotic cirrhosis of liver)

(1)低倍镜:肝细胞失去正常小叶结构,肝内大量纤维组织增生将肝小叶分割形成假小叶。坏死后性肝硬化的假小叶较大,且大小较悬殊。

(2)高倍镜:假小叶内肝细胞变性、坏死明显,可见胆色素沉着和肝细胞的再生。假小叶周边纤维间隔较宽阔且厚薄不均,其中可见淋巴细胞浸润,小胆管增生较显著。

6.肝细胞性肝癌(hepatocellular carcinoma)

(1)低倍镜:肿瘤细胞呈索状和片状排列,肿瘤细胞团之间形成肝窦样结构;少数癌细胞内可见胆色素,肿瘤组织以外的肝组织有肝硬化改变。

(2)高倍镜:肿瘤细胞大小不一,可见多核瘤巨细胞。细胞核大深染,核分裂象增多,并可见病理性核分裂象。部分肿瘤细胞仍保留肝细胞的部分形态特点,即细胞质丰富而红染、细胞核呈圆形或卵圆形。

7.直肠腺癌(adenocarcinoma of rectum)

(1)低倍镜:大部分为正常大肠黏膜,在切片边缘可见黏膜为肿瘤组织所取代。肿瘤细胞形成腺管样结构。腺管大小和形态不一,分布极不规则,可见腺体共壁及背靠背现象。腺腔内可见分泌物及坏死物质。肿瘤组织浸润肠壁肌层,并伴淋巴细胞浸润。

(2)高倍镜:肿瘤细胞异型性显著,细胞层次增多,极性紊乱,核大深染,核分裂象多见,并可见病理性核分裂象。

三、思考题

(一)选择题

(1)患者,男性,38岁,有近20年酗酒史。近5年来,多次出现恶心、呕吐症状。长时间呕吐后大量呕血而入院。体检发现:体温、呼吸正常,脉搏110次/min,血压80/40mmHg。粪便隐血试验阴性。下列哪一个是最有可能的诊断 (　　)

　　A.食管裂孔疝　　　　　　　B.食管撕裂伤　　　　　　　C.食管食道憩室

　　D.Barrett食管　　　　　　E.食管鳞状细胞癌

(2)患者,男性,46 岁,恶心 5 年,偶尔呕吐。体格检查未见异常。胃镜检查发现胃底黏膜有一小部分失去皱褶。活检显示分化良好的腺癌局限于黏膜。5 年前胃肠道内镜检查显示胃炎,显微镜下可见慢性炎症。下列哪一项是其肿瘤最可能的危险因素　　　（　　）

  A. 遗传的 APC 基因突变　　　B. 幽门螺杆菌感染　　　C. 慢性酒精滥用

  D. 使用非甾体类抗炎药　　　E. 维生素 B_{12} 缺乏症

(3)患者,男性,55 岁,进行性吞咽困难 8 月余,胃镜检查显示食管中段有肿块,上面有溃疡。肿块活检示鳞癌。下列哪一项是其疾病发展最可能的危险因素　　　（　　）

  A. 缺铁　　　　　　　　　　B. 幽门螺杆菌感染　　　C. 慢性酒精滥用

  D. 高水果饮食　　　　　　　E. 泽克憩室

(4)患者,男性,40 岁,上腹疼痛 3 个月,大便标本潜血试验呈阳性。上消化道内镜见胃黏膜一直径 2cm 的单发浅表溃疡。以下哪一种是这种病变最典型的特征　　　（　　）

  A. 胃窦部　　　　　　　　　B. 可能转移　　　　　　C. 胃酸增加

  D. 不需要活检　　　　　　　E. 伴有胰胃泌素瘤

(5)患者,男性,60 岁,近两个月出现厌食症、呕吐和腹痛,并伴有体重减轻 10kg。体格检查,呈恶病质貌,锁骨上淋巴结非压痛性肿大,腹部 CT 扫描显示胃壁增厚至 1cm,黏膜广泛糜烂。肝内分散有 1~4cm 大小的多个肿块。下列哪一种情况最有可能先于他的病情发展　　　（　　）

  A. 获得性免疫缺陷综合征　　B. 高血糖　　　　　　　C. 慢性酒精中毒

  D. 恶性贫血　　　　　　　　E. 使用非甾体类抗炎药

(6)患者,男性,41 岁,近半年来一直感到疲劳。10 年前有黄疸病史。体格检查无明显发现。实验室检查,血红蛋白 14g/dL,血清电解质正常,总蛋白 5.4g/dL,白蛋白 2.9g/dL,ALT 132U/L,AST 113U/L,总胆红素 1.3mg/dL,直接胆红素 0.8mg/dL。进行肝脏活检,显微镜检查显示炎症从汇管区扩展到肝小叶。肝细胞局灶性气球样变性。下列哪项化验结果最能说明他的病情　　　（　　）

  A. 血清 α_1-抗胰蛋白酶降低　　　　　　B. 乙型肝炎表面抗原阳性

  C. 血清铁蛋白增加　　　　　　　　　　D. 血清血浆铜蓝蛋白降低

  E. 抗线粒体抗体阳性

(7)健康男性,23 岁,有结肠癌家族史,并在年轻时发病。行结肠镜检查并活检,显示有超过 200 个管状腺瘤,大小从 0.2cm 到 1cm 不等。该患者最有可能患下列何种遗传病

  （　　）

  A. 遗传性非息肉病性结肠癌综合征　　　B. 加德纳综合征

  C. Peutz-Jeghers 综合征　　　　　　　D. 结肠腺瘤息肉病

  E. 多发性内分泌瘤

(8)患者,男性,53 岁,近两个月感觉中腹疼痛和恶心。上消化道内镜下可见一孤立的边缘明显的 2cm 浅胃窦溃疡。该患者最有可能出现下列哪项化验结果　　　（　　）

  A. 胃酸缺乏症　　　　　　　B. 抗核抗体血清学阳性　　C. 尿素呼吸试验阳性

  D. 血浆皮质醇增加　　　　　E. 血清胰蛋白酶升高

(9)患者,男性,40 岁,长期酗酒。在体检时发现肝脏边缘锐利,质地硬,无增大。腹部CT 显示为肝硬化。该患者还可能面临以下哪一种疾病的风险　　　（　　）

A. 肝腺瘤　　　　　　　　B. 局灶性结节性增生　　　　　C. 胆石症

D. 血管肉瘤　　　　　　　E. 肝细胞癌

(10)患者,男性,55 岁。大便标本呈潜血阳性,体格检查无异常。结肠镜检查显示,在距肛门边缘 30cm 处的降结肠上有一个狭窄柄的 1cm 的息肉。息肉被切除,镜下可见密集、管状、非典型的肠腺。息肉的柄部覆盖着正常的结肠上皮。该患者最可能的诊断是　　　(　　)

A. 腺瘤性息肉　　　　　　B. 炎性纤维息肉　　　　　　C. Peutz-Jeghers 息肉

D. 溃疡性结肠炎假息肉　　E. 增生性息肉

(11)患者,男性,54 岁,上腹疼痛并伴有恶心近半年。大便潜血呈阳性。上消化道内镜检查,镜下胃活检显示急性和慢性黏膜炎症伴幽门螺杆菌的存在。幽门螺杆菌的存在最有可能与下列哪一项有关　　　　　　　　　　　　　　　　　　　　　　　(　　)

A. 胃黏膜浸润伴败血症　　B. 十二指肠消化性溃疡　　　C. 恶性贫血

D. 胃酸过少　　　　　　　E. 弥漫大 B 细胞淋巴瘤

(12)患者,男性,61 岁,近期体重减轻明显。体格检查发现,肝脏内有结节状肿块,大便隐血阴性,乙肝表面抗原呈阳性,血清甲胎蛋白为 319ng/mL。该患者最可能患有下列哪一种肿瘤　　　　　　　　　　　　　　　　　　　　　　　　　　　　　　(　　)

A. 血管瘤　　　　　　　　B. 肝腺瘤　　　　　　　　　C. 肝血管肉瘤

D. 胆管癌　　　　　　　　E. 肝细胞癌

(13)患者,男性,38 岁,因慢性乙型肝炎病史多年、肝硬化腹水、呕血等行脾脏切除。镜下脾脏组织学变化为　　　　　　　　　　　　　　　　　　　　　　　　　(　　)

A. 白髓萎缩,脾窦内皮细胞增生,髓索及小梁血管纤维化,含铁血黄素细胞增多

B. 肉芽组织增生

C. 凝固性坏死,脾脏组织轮廓尚存在,细胞超微机构消失

D. 脾小体淋巴组织增生,充血,水肿,炎细胞浸润

E. 淋巴组织消减,出现异型增生的上皮细胞

(14)患者,男性,32 岁,近一年来经常上腹部疼痛,有烧灼感,夜间疼痛明显。入院前酗酒后剧烈腹痛。查体:全腹部明显压痛、反跳痛,上腹部更甚,腹部肌肉紧张,最可能考虑为　　　　　　　　　　　　　　　　　　　　　　　　　　　　　　　　　(　　)

A. 急性阑尾炎　　　　　　B. 胃溃疡穿孔　　　　　　　C. 胃癌溃疡穿孔

D. 急性阑尾炎,伴穿孔　　E. 胃应激性溃疡

(15)患者,女性,65 岁,上腹部规律性疼痛多年。近半年疼痛无规律,持续隐痛,大便隐血阳性。胃镜活检诊断胃癌,患者的手术标本最可能为　　　　　　　　　(　　)

A. 胃窦部见息肉样肿物

B. 胃壁内见结节状肿物

C. 胃贲门见直径 3cm 的溃疡

D. 胃小弯处见小且深的溃疡,黏膜皱襞向溃疡集中

E. 胃小弯近幽门部见直径 3cm 的溃疡,溃疡底部粗糙,周边黏膜隆起,皱襞中断

(16)患者,男性,42 岁,左锁骨上淋巴结肿大,活检见淋巴结内有大量异型细胞,少部分排列成腺管样结构,大部分细胞内含黏液,并将细胞核挤向一侧。淋巴结的病变可能为　　　　　　　　　　　　　　　　　　　　　　　　　　　　　　　　　(　　)

A. 转移性肺小细胞癌   B. 转移性食管鳞状细胞癌   C. 转移性鼻咽未分化癌

D. 转移性胃印戒细胞癌   E. 左锁骨上淋巴结淋巴瘤

(17)患者,男性,58岁,6年前胸骨后灼痛,伴吞咽困难,食管镜活检病理诊断为 Barrett 食管炎,近半年进行性吞咽困难,再次行食管镜检查,可能的病理诊断结果为　　　( )

A. 食管高分化鳞癌   B. 食管低分化鳞癌   C. 食管腺癌

D. Barrett 食管   E. 胃腺癌

(18)患者,男性,35岁,近一周皮肤巩膜黄染,发热,逐渐昏迷,血生化检查肝、肾功能严重损伤,尿量 400mL/d,该患者首先考虑　　　( )

A. 门脉性肝硬化   B. 坏死后性肝硬化   C. 胆汁性肝硬化

D. 急性重型肝炎   E. 亚急性重型肝炎

(19)患者,男性,53岁,有慢性肝炎病史,长期酗酒。近半年常感疲乏,食欲不振,上胸部皮肤多个蜘蛛痣。查体:脾脏肿大,肝脏体积缩小,表面不光滑,有大小较一致的小结节。考虑诊断此病例为　　　( )

A. 淤血性肝硬化   B. 淤血性脾肿大   C. 门脉性肝硬化

D. 坏死后性肝硬化   E. 弥漫型肝癌

(20)患者,男性,57岁,胃病病史30年,近半年出现呕吐宿食伴消瘦。体检时发现左锁骨上淋巴结肿大,质硬,首先考虑是　　　( )

A. 慢性胃炎   B. 胃溃疡   C. 胃癌

D. 幽门梗阻   E. 胃淋巴瘤

(二)病例讨论

病例一

患者男性,48岁,因食欲不振和消瘦半年、发热和黄疸进行性加重三个月、近一周来神志恍惚入院。患者于15年前曾有过食欲不振、呕吐和黄疸史,由传染病医院诊断为"乙型病毒性肝炎",经住院治疗后病情有所缓解。遂后,经常乏力、食欲差、肝区不适等,肝功能化验"不正常",B超检查发现肝大。5年前患者又曾腹胀、黄疸和下肢水肿,并呕血两次。

住院后查体:显著消瘦,皮肤巩膜中度黄染;胸前、躯干可见蜘蛛痣,双手掌大小鱼际处明显发红;腹膨隆,重度腹水征,腹壁静脉曲张;肝下界在肋缘下3横指宽处可触及,较硬,表面不平;脾下界在肋缘下2指宽处可触及;双侧乳房的乳头下皆可触及直径约3cm的硬结,双侧睾丸缩小。

实验室检查:血清转氨酶增高,白蛋白减少,球蛋白增多,白/球倒置,胆红素增高。乙肝标志物测定(ELISA法):HBsAg 阳性、HBeAg 阳性、抗 HBc 阳性。AFP 阳性。B超检查:肝脏肿大,肝内多发性大结节;脾大。胃镜检查:食道下端静脉明显迂曲、扩张。

住院经过:患者入院后虽经对症治疗,病情继续加重,神志恍惚,逐渐完全昏迷;入院第20天时,患者突然腹膨隆加重,肤色苍白,血压迅速降至 60/30mmHg,经抢救无效死亡。

根据已学过的病理学知识,讨论:

(1)本例患者先后发生过一些什么疾病?它们之间有何联系?

(2)推测本患者的直接死亡原因。

(3)本病例死后剖检时,肉眼检查会发现哪些病变?这些病变之间有何联系?

(4)本例患者主要受累及器官的镜下病变如何？

病例二

患者,男性,38 岁,医生。突然上腹剧痛并放射到肩部,呼吸时疼痛加重 3h,急诊入院。20 多年前开始上腹部疼痛,以饥饿时明显,伴返酸、嗳气,有时大便隐血(＋)。每年发作数次,多在秋冬之交和春夏之交,或饮食不当时发作,服碱性药物缓解。5 年前疾病发作时解柏油样大便,体弱无力,进食后上腹痛加剧,伴呕吐,呕吐物为食物,经中药治疗后缓解。入院前 3d 自觉每天 15:00—16:00 及 22:00 上腹不适,未予注意。入院前 3h 突然上腹部剧痛,放射到右肩部,面色苍白,大汗淋漓入院。

体格检查:脉搏 110 次/min,血压 13.3/8kPa。神志清楚,呼吸浅快,心肺无异常,腹壁紧张,硬如木板,全腹压痛,反跳痛。腹部透视:双膈下积气。

临床诊断:十二指肠溃疡穿孔。急诊手术。行胃大部切除术。

根据已学过的病理学知识,讨论:

(1)你同意临床诊断吗？为什么？

(2)若在十二指肠溃疡处做一组织切片,镜下可见哪些病理变化？

(3)用病理学知识解释该患者发展过程中所出现的症状、体征及并发症。

(三)问答题

(1)根据胃溃疡的病理形态特点,试分析溃疡不易愈合的原因和常见的并发症。

(2)以急性普通型病毒性肝炎的病理变化为基础,解释临床上可能出现的症状和体征。

(3)重型病毒性肝炎的病理变化有些什么特点？试讨论其临床表现的病理基础。

(4)门脉性肝硬化是怎样发生发展的？试从它们的病理改变来解释可能出现的严重后果。

实验八　泌尿系统疾病
Disease of Urinary System

一、实验目的

(1)掌握急性弥漫性增生性肾小球肾炎、慢性肾小球肾炎的病理变化和临床病理联系。

(2)掌握以肾病综合征为主要临床表现的肾小球肾炎的病变特点。

(3)掌握急、慢性肾盂肾炎的病变特点、临床病理联系。

(4)熟悉肾癌和膀胱癌的病变特点和组织学类型。

二、实验内容

大体标本	病理组织切片
(1)急性肾小球肾炎	(1)急性弥漫性增生性肾小球肾炎
(2)慢性硬化性肾小球肾炎	(2)慢性硬化性肾小球肾炎
(3)急性肾盂肾炎	(3)急性肾盂肾炎
(4)慢性肾盂肾炎	(4)慢性肾盂肾炎
(5)肾癌	(5)肾细胞癌(透明细胞型)
(6)膀胱癌	(6)膀胱移行细胞癌(Ⅱ级)

(一)大体标本

1.急性肾小球肾炎(acute glomerulonephritis)

双侧肾脏同时受累。肾脏体积增大、被膜紧张易剥离,表面光滑,充血、红褐色,故称"大红肾"。切面皮质增宽,纹理模糊,但与髓质分界清楚。有时,肾的表面和切面可出现小出血点("蚤咬肾")。

2.慢性硬化性肾小球肾炎(chronic sclerosing glomerulonephritis)

标本为成人肾脏,体积明显缩小,重量减轻,质地变硬,颜色苍白,表面呈弥漫性细颗粒状。被膜不易剥离(若强行剥离,皮质将撕破)。切面见肾皮质明显变薄,纹理模糊不清。肾盂周围脂肪组织增多。

3.急性肾盂肾炎(acute pyelonephritis)

肾脏体积增大、表面可见散在大小不等的黄白色脓肿。脓肿周围可见充血带。切面肾盂黏膜充血、出血及水肿,其表面见脓性渗出物附着。肾髓质内可见黄色条纹,并向皮质伸展,有处融合成小脓肿。

4.慢性肾盂肾炎(chronic pyelonephritis)

肾脏体积缩小,重量减轻,质地变硬。肾脏表面不光滑,有多个粗大不规则凹陷性瘢痕。切面瘢痕处肾组织变薄,皮髓质界限不清。肾乳头萎缩,肾盂、肾盏变形,肾盂黏膜增厚、粗糙。

5.肾癌(carcinoma of kidney)

肿瘤位于肾脏上极,呈结节状,隆起于肾表面,体积较大,常与肾包膜粘连。切面肿瘤组织呈实性,灰白色,有灶性出血、坏死,肿瘤边缘有假包膜形成,与其周围的肾组织分界较清楚。

6.膀胱癌(carcinoma of bladder)

膀胱壁明显增厚,膀胱腔大部被肿瘤组织占据。肿瘤呈乳头状,灰白色,干燥松脆,切面可见肿瘤向下浸润于膀胱肌层。

(二)病理组织切片

1.急性弥漫性增生性肾小球肾炎(acute diffuse proliferative glomerulonephritis)

(1)低倍镜:病变弥漫分布,肾小球广泛受累。肾小球体积增大,肾小球内细胞数量增多。大部分肾小球囊腔变窄,有的肾小囊内可见血浆蛋白渗出。肾间质充血、水肿及中性粒细胞浸润。

(2)高倍镜:肾小球内增生的细胞主要为毛细血管内皮细胞及系膜细胞(两者细胞核在HE切片上不太容易区别,但系膜细胞形态更不规则,而内皮细胞核位于毛细血管腔内),并有少量中性粒细胞浸润,毛细血管腔狭窄甚至闭塞。肾近曲小管上皮细胞水肿、玻璃样变性,管腔内可见各种管型(蛋白管型、细胞管型);肾间质充血、水肿,中性粒细胞浸润。

2.慢性硬化性肾小球肾炎(chronic sclerosing glomerulonephritis)

(1)低倍镜:肾包膜增厚,肾皮质表面凸凹不平。大多数肾小球不同程度地纤维化、玻璃样变,相应的肾小管萎缩、消失;部分肾小球肥大,肾小管扩张。

(2)高倍镜:大部分肾小球不同程度地纤维化,最终呈均质、红染、无结构的玻璃样小体,病变的肾小球相对集中;所属肾小管萎缩变小甚至消失,上皮细胞呈立方或扁平状;间质纤维结缔组织增生,淋巴细胞及单核细胞浸润。间质细动脉发生玻璃样变,小叶动脉及弓形动脉内膜增厚使管腔变窄。另一部分肾小球体积肥大而球丛细胞并不增多,所属肾小管扩张,有的腔内含有透明管型。

3.急性肾盂肾炎(acute pyelonephritis)

(1)低倍镜:肾组织内可见呈带状或灶状分布的炎性病灶,肾盂黏膜充血、水肿,大量中性粒细胞浸润。

(2)高倍镜:病变主要累及肾间质和肾盂。肾间质内血管扩张充血,大量中性粒细胞浸润,伴脓肿形成,周围肾小管坏死,少数肾小管管腔内有大量的脓细胞、坏死组织的碎片和细菌菌落。肾间质充血及中性粒细胞浸润。肾盂黏膜内亦可见灶状坏死及脓细胞。

4.慢性肾盂肾炎(chronic pyelonephritis)

(1)低倍镜:肾组织病变呈不规则的灶状分布,病变区域肾间质纤维组织增生,淋巴细胞浸润,肾小管萎缩或扩张。部分肾小球囊壁增厚,严重的呈纤维化、玻璃样变。

(2)高倍镜:肾皮质及髓质各处间质炎症十分明显,主要为淋巴细胞、浆细胞浸润。肾小管可发生萎缩、坏死、消失代之以纤维组织增生及炎细胞浸润,有的肾小管呈代偿性肥大和扩张,肾小管上皮细胞在肥大时呈立方形或柱状,而在扩张时变为扁平,管腔内有嗜伊红的胶样管型,颇似甲状腺滤泡,主要位于远曲小管及集合管。大部分肾小球无明显病变,少数肾小球囊周围纤维化而使球囊壁增厚,偶见玻璃样变或纤维化的肾小球。肾盂黏膜上皮损伤,黏膜下纤维组织增生,淋巴细胞浸润。

5.肾细胞癌(透明细胞型)(renal cell carcinoma, clear cell type)

(1)低倍镜:细胞排列呈实性片块或条索状癌巢,有的则呈腺管样结构。

(2)高倍镜:癌细胞多边形,体积大,胞浆透亮;胞核小而圆,染色深,位于细胞中央部。间质较少,血管丰富,可见出血、坏死。

6.膀胱移行细胞癌(Ⅱ级)(transitional cell carcinoma of bladder)

(1)低倍镜:细胞排列呈乳头状,且较细长似绒毛状,表面被覆移行上皮。

(2)高倍镜:被覆的移行上皮分化程度近似正常,3～5层细胞,排列整齐,由基底层的垂直于间质的柱状细胞,逐渐移行至表面的扁平细胞,胞浆透明,偶见或无核分裂。

三、思考题

(一)选择题

(1)男性,20岁,主诉近5d来一直感到疲劳,然后出现深色的尿液。体格检查:血压160/90mmHg。实验室检查:血肌酐4.4mg/dL、血尿素氮40mg/dL。尿检显示:pH 6,比重1.011,红细胞(＋＋＋),蛋白(＋),葡萄糖(－),无酮。尿镜检:有大量的红细胞管型。该患者最有可能出现的肾脏活检的病理结果是   (　　)

    A.肾小球内可见新月体　　　B.近端小管扩张　　　C.中性粒细胞浸润

    D.基底膜增厚　　　　　　E.IgA沉积于肾小球毛细血管中

(2)患者,男性,近3周来感觉越来越虚弱。体检:血压150/95mmHg,下肢至膝盖有凹陷性水肿。尿检:无葡萄糖、血、酮体、亚硝酸盐或尿胆原。尿镜检:无红细胞,1白细胞/高倍视野。其他实验室指标:尿蛋白为4.1mg/24h,血肌酐为3.5mg/dL,尿素氮为38mg/dL。乙肝表面抗原呈阳性。以下哪个是最有可能的诊断   (　　)

    A.膜性肾病　　　　　　　B.系统性红斑狼疮　　　C.急性肾小管坏死

    D.糖尿病肾病　　　　　　E.链球菌感染后肾小球肾炎

(3)一名15岁的女孩在三周前的一场"流感"后变得越来越昏昏欲睡。体检无异常。经皮质类固醇治疗3周后病情仍无好转,故行肾活检,显微镜检查可见10个肾小球中3个节段性硬化。免疫荧光和电子显微镜检查未见免疫沉积物。以下哪个是这个女孩最可能的结果   (　　)

    A.进展到慢性肾功能衰竭　　　　　　B.增加皮质类固醇治疗可改善

    C.发展为限制性肺病　　　　　　　　D.发现潜在的恶性肿瘤

    E.饮食改善后可缓解

(4)患者,女性,58岁,血压为168/109mmHg。尿液分析显示pH 7.0,尿比重1.020,蛋白＋,无血,无葡萄糖,无酮体。腹部超声显示两个肾脏都很小,没有肿块。她的抗核抗体测试呈阴性。血清尿素氮51mg/dL,肌酐4.7mg/dL。她的血红蛋白AIC为3.6ng/dL。最可能的诊断是   (　　)

    A.膜性肾小球肾炎　　　B.新月体性肾小球肾炎　　　C.慢性肾小球肾炎

    D.IgA肾病　　　　　　E.局灶性阶段性肾小球肾炎

(5)患者,男性,25岁。主诉连续几周身体不适。尿分析显示蛋白(＋＋＋),但没有血或酮体。血清尿素氮为31mg/dL。抗核抗体和抗中性粒细胞细胞质自身抗体测试均为阴性。肾活检显示:部分肾小球的毛细血管簇被三色阳性物质所取代。行皮质类固醇治疗,但没有反应。在接下来的10年里,他逐渐发展为慢性肾衰竭。患者接受活体肾移植手术,但肾病在两年内复发,最可能的诊断是: (　　)

A. 膜性肾小球肾炎　　　　B. 新月体性肾小球肾炎　　　　C. 慢性肾小球肾炎

D. 微小病变性肾病　　　　E. 局灶性阶段性肾小球肾炎

（6）患者，女性，17 岁，主诉在上呼吸系统感染后 2 周出现疲劳，尿量减少，尿呈烟色。检查发现外周组织水肿。实验室检查显示血清肌酐 2.9mg/dL 和血尿素氮 30mg/dL。尿分析显示蛋白（＋＋＋），血液（＋＋），但没有葡萄糖或酮体。经一个月的支持性护理后康复。该患者最可能的诊断是　　　　　　　　　　　　　　　　　　　　　　　　　（　　）

A. 膜性肾小球肾炎　　　　B. 新月体性肾小球肾炎　　　　C. 遗传性肾小球肾炎

D. 微小病变性肾病　　　　E. 感染后肾小球肾炎

（7）患者，男性，43 岁。在排尿时发现尿有明显的泡沫。检查发现外周水肿，血压 145/90mmHg。血清肌酐为 3.3mg/dL 和尿素氮 31mg/dL。皮质类固醇治疗没有反应，但停止服用非甾体抗炎药一年就康复了。最可能的诊断是　　　　　　　　　　　（　　）

A. 膜性肾小球肾炎　　　　　　　　B. 新月体性肾小球肾炎

C. 局灶性阶段性肾小球肾炎　　　　D. 微小病变性肾病

E. 感染后肾小球肾炎

（8）某人因肾脏病变而死亡，尸检检查发现其肾脏体积变小，表面不平、质地变硬，有大的瘢痕凹陷。肾盂肾盏变形。镜下可见病变呈不规则片状，其间为相对正常肾组织。该患者因患何病而死亡　　　　　　　　　　　　　　　　　　　　　　　　　　　　（　　）

A. 慢性肾盂肾炎　　　　　　　　B. 高血压肾

C. 系膜增生性肾小球肾炎　　　　D. 慢性硬化性肾小球肾炎

E. 以上说法都对

（9）患者，中年男性，蛋白尿、高血压多年。数年前，有多尿、夜尿，多次化验无脓尿、菌尿。近日因面色苍白，身体虚弱，呕吐入院，住院后，抽搐昏迷而死亡，则其肾脏肉眼可能表现为　　　　　　　　　　　　　　　　　　　　　　　　　　　　　　　　（　　）

A. 大红肾　　　　　　　　B. 蚤咬肾　　　　　　　　C. 大白肾

D. 颗粒固缩肾　　　　　　E. 多发性肾硬化

（二）病例讨论

病例一

1. 病史摘要

患者，女性，34 岁，因 5 个月来经常恶心、头晕、食欲差且日益加重而入院。入院时查体：营养差，贫血貌（面色和睑结膜苍白），心率 86 次/min，血压 210/120mmHg；血红蛋白 70g/L，红细胞 $3.2×10^{12}/L$，白细胞 $6.8×10^9/L$，血尿素氮 20mmol/L，尿比重低并固定于 1.010；B 超检查：双肾明显缩小，表面不光滑。

既往史：患者于 8 年前曾因颜面水肿、蛋白尿入院。当时下肢重度水肿，血压 120/80mmHg。尿常规检查：蛋白（＋＋＋），红细胞 0～1 个/高倍视野，血清胆固醇 10mmol/L，血清白蛋白 20g/L。经治疗后，患者症状缓解，出院。

住院经过：本次住院后，虽经治疗但病情无好转，血尿素氮逐渐升高，并出现全身水肿、胸水和腹水（胸水和腹水均为漏出液），血压持续升高，尿量显著减少。但终因病情重，治疗无效而死亡。

2.尸检摘要

面部及双下肢浮肿,营养中等。左肾 60g,右肾 70g,双肾表面可见大小不一的颗粒状改变,切面皮髓质分界不清,肾盂周围脂肪组织增多。镜下大部分肾小球纤维化、透明变性,相应肾小管消失;部分残存肾小球呈代偿性肥大,相应肾小管高度扩张;间质纤维组织增生,并有多量淋巴细胞及少许中性粒细胞浸润,可见肾小球"集中"现象。

根据已学过的病理学知识,讨论:

(1)本例患者 8 年前首次住院时患何种肾病,临床诊断依据是什么?

(2)患者本次住院时患何种肾病,临床诊断依据是什么?

(3)尸检肾发生了什么改变,做出何种病理诊断?

病例二

患者,女性,28 岁,已婚,恶寒、发热 6d,腰酸、腰痛、尿频、尿急、尿痛 3d。3d 前感觉腰部酸痛难受,排尿次数增多,每天多达 20 次左右,尿频、尿急、尿痛症状明显。半年前曾有"膀胱炎"病史,出院后,每日小便次数比往日增多,无尿痛。

体检:体温 40℃,脉搏 135 次/min,呼吸 25 次/min,血压 17.95/9.98kPa。心肺无异常,肝脾未触及,右肾区(脊肋角)有明显叩击痛。化验:白细胞 17×10^9/L,中性粒细胞计数 0.85,淋巴细胞计数 0.15。尿蛋白(+),红细胞(+),白细胞(+++),未发现管型。早晨中段尿培养有大肠杆菌生长,菌落计数 11 万/mL 尿。

根据已学过的病理学知识,讨论:

(1)患者所患何病? 其诊断依据是什么?

(2)试分析膀胱炎和本次发病的关系如何?

(三)问答题

(1)请用急性肾小球肾炎的病理变化来解释其临床表现。

(2)为什么慢性肾小球肾炎的大体标本表面有弥漫细颗粒状突起? 推测该患者有什么临床表现?

(3)诱发肾盂肾炎的因素有哪些? 为什么怀孕妇女容易患急性肾盂肾炎?

(4)比较慢性肾小球肾炎与慢性肾盂肾炎的病理变化。

(5)什么是肾病综合征? 以肾病综合征为主要表现的肾小球肾炎有哪些? 请说明它们的病理特点。

实验九　内分泌、神经系统疾病
Endocrine System and Nervous System Disease

一、实验目的

(1)掌握毒性甲状腺肿和非毒性甲状腺肿的病理变化及临床病理联系。

(2)掌握流行性脑脊髓膜炎和流行性乙型脑炎的病理变化及临床病理联系。

(3)熟悉甲状腺腺瘤及甲状腺癌的病理特点。

(4)了解亚急性和慢性甲状腺炎的病变特点。

二、实验内容

大体标本	病理组织切片
(1)胶样甲状腺肿	(1)非毒性结节性甲状腺肿
(2)结节性甲状腺肿	(2)毒性甲状腺肿
(3)毒性甲状腺肿	(3)急性化脓性脑膜炎
(4)甲状腺腺瘤	
(5)甲状腺癌	
(6)急性化脓性脑膜炎	

(一)大体标本观察

1.胶样甲状腺肿(colloid goiter)

甲状腺呈弥漫性肿大,表面光滑,包膜完整,质地中等。切面淡褐色,腺叶结构清楚,部分滤泡扩张,充满棕褐色、半透明的胶样物质。

2.结节性甲状腺肿(nodular goiter)

甲状腺不规则性肿大。切面显示大小不等的结节。结节的境界清楚,但包膜不完整或无包膜。结界内常发生出血、坏死和囊性变。有的结节呈灰白色、实性;有的结节内滤泡显著扩张成囊性,内含胶质。

3.毒性甲状腺肿(toxic goiter)

甲状腺体积弥漫性增大,表面光滑,仍保持甲状腺原有形状。切面见甲状腺结构致密,略呈分叶状,质坚实,色灰红,胶质少。

4.甲状腺腺瘤(thyroid adenoma)

肿瘤呈球形,表面光滑,边界清楚,包膜完整。切面呈灰白色,实性,质地均匀,与周围甲状腺组织分界明显,有时肿瘤可发生囊性变、出血、纤维化或钙化。瘤旁甲状腺组织呈受压萎缩改变。

5.甲状腺癌(carcinoma of thyroid)

甲状腺组织内见灰白色肿块,无包膜或包膜不完整,与周围组织境界不清,呈浸润性生长。切面灰白或灰棕色,部分呈细绒毛状的乳头,质软。

6.急性化脓性脑膜炎(acute purulent meningitis)

蛛网膜、软脑膜血管高度扩张充血,蛛网膜下腔充满灰白色或灰黄色脓性渗出物,以脑沟、血管周围较明显;在病变严重区域,脓性渗出物覆盖于脑表面,使脑沟脑回结构模糊不清。

(二)病理组织切片

1.非毒性结节性甲状腺肿(nontoxic nodular goiter)

(1)低倍镜:镜下可见甲状腺被纤维组织分割成许多大小不等的结节。结节内含有大小不等的滤泡。有的滤泡扩张,充满胶质;有的滤泡小而密集,胶质含量少。

(2)高倍镜:扩张的滤泡上皮细胞成立方形或扁平形,小的滤泡上皮呈立方形或柱状,偶呈假乳头状增生。间质充血。

2.毒性甲状腺肿(toxic goiter)

(1)低倍镜:病变以滤泡增生为主要特征,滤泡呈弥漫性增生,滤泡大小不等,以小型滤泡为主。滤泡腔内胶质少而稀薄,胶质的周边部即靠近上皮处出现大小不等的成排的吸收空泡。

(2)高倍镜:滤泡上皮细胞呈立方形至高柱状,核大小一致,部分滤泡上皮形成乳头状突向滤泡腔;间质中血管丰富,显著充血,有多量淋巴细胞浸润并有淋巴滤泡形成。

3.急性化脓性脑膜炎(acute purulent meningitis)

(1)低倍镜:病变主要位于蛛网膜下腔,并可沿蛛网膜和软脑膜伸入脑沟。蛛网膜下腔间隙增宽,充满大量的脓性渗出物。大脑蛛网膜下腔内的血管高度扩张、充血;脑实质炎症反应不明显。

(2)高倍镜:蛛网膜下腔渗出的内容物主要为分叶的中性粒细胞及脓细胞,尚有少量的淋巴细胞、单核细胞以及纤维素。软脑膜亦有炎细胞浸润;邻近脑膜的脑实质可有轻度血管扩张充血,炎细胞浸润。

三、思考题

(一)选择题

(1)患者,女性,28岁,近一个月来很难集中精力工作,常常抱怨工作区太热。精神紧张,经常把咖啡洒出来。过去的两个月她食欲增加,但体重下降5kg。体检:体温37.5℃,脉搏101次/min,呼吸22次/min,血压145/85mmHg。该患者最有可能出现下列哪个实验室指标   (   )

A.儿茶酚胺减少   B.碘的摄入减少   C.血浆胰岛素降低

D.TSH减少   E.ACTH增加

(2)女性,40岁,在过去的8个月里发现前颈部肿大。体检:体温36.8℃、脉搏64次/min、呼吸16次/min、血压155/105mmHg。弥漫性、对称性甲状腺肿大,无压痛。胸片正常。甲状腺细针穿刺发现肿瘤细胞。实验室检查,甲状腺素正常,血清钙离子升高。外科手术切除甲状腺肿块,病理显示肿瘤细胞呈多边形细胞,排列成巢状,肿瘤组织内有淀粉样基质,刚果红染色阳性;降钙素免疫染色阳性。该患者最有可能患下列哪种肿瘤   (   )

A.未分化癌   B.髓样癌   C.乳头状甲状腺癌

D. 转移性肾细胞癌　　　　　　　E. 滤泡性癌

(3)患者,女性,49 岁,主诉近两年来越来越怕冷,体重增加 4kg,身体迟钝。体检:头皮干燥,皮肤粗糙,脱发。甲状腺无明显肿大。血清 TSH 为 11.7μmol/L,甲状腺素为2.1μg/dL。一年前检测到高滴度的抗甲状腺球蛋白和抗微粒体自身抗体。该患者最有可能患的甲状腺疾病是　　　　　　　　　　　　　　　　　　　　　　　　　　　　　　　　　　　（　　　）

A. DeQuervain 病　　　　　　　B. 乳头状甲状腺癌　　　　　C. 桥本甲状腺炎
D. 结节性甲状腺肿　　　　　　　E. Graves 病

(4)女性,25 岁,近 6 个月体重减轻 7kg。体检:焦虑不安,手温暖而颤抖,体温 37.4℃,脉搏 105 次/min,呼吸 23 次/min,血压 135/75mmHg。实验室检查:葡萄糖 78mg/dL,肌酐0.8mg/dL。患者最有可能出现下列哪项实验室检测结果　　　　　　　　　　（　　　）

A. 早上 8 点血浆皮质醇值为 40μg/dL　　　B. 血清抗核抗体:256
C. 尿中儿茶酚胺 500μg/24h　　　　　　　D. 血清胃泌素为 200pg/mL
E. 血清总甲状腺素 14μg/dL

(5)患者,女性,47 岁。医生检查发现甲状腺区域中线左侧可见直径约 2cm 的坚实结节。通过闪烁扫描,这个结节在周围正常大小的甲状腺活动中表现为"冷"。以下最有可能的诊断是　　　　　　　　　　　　　　　　　　　　　　　　　　　　　　　　　　（　　　）

A. 乳头状癌　　　　　　　　　　B. 滤泡性腺瘤　　　　　　　C. 甲状舌管囊肿
D. 毒性结节性甲状腺肿　　　　　E. 肉芽肿性甲状腺炎

(6)女性,40 岁,近一周发现脖子越来越大,也越来越不舒服。触诊发现甲状腺弥漫性、对称性肿大并有压痛。甲状腺功能检测血清促甲状腺激素(TSH)为 0.8mU/L,甲状腺素为11.9μg/dL。8 周后再次检查甲状腺肿大不明显,也无疼痛。重复甲状腺功能测试,血清TSH 为 3.8mU/L,甲状腺素为 5.7μg/dL。该患者最有可能患的甲状腺疾病是　　（　　　）

A. 结节性甲状腺肿　　　　　　　B. 非霍奇金淋巴瘤　　　　　C. DeQuervain 病
D. 桥本甲状腺炎　　　　　　　　E. Graves 病

(7)患者,男性,33 岁,近期发现有横向视野缺陷,剩余视力是 20/20。他的五官在近一年来发生了变化,鞋码增加。头部 CT 扫描显示蝶鞍肿大。以下哪一种激素最有可能在这个患者体内过量分泌　　　　　　　　　　　　　　　　　　　　　　　　　　　　　（　　　）

A. 抗利尿激素　　　　　　　　　B. 催乳素　　　　　　　　　C. ACTH
D. 生长激素　　　　　　　　　　E. 黄体生成素

(8)一位 47 岁的女性,在过去的两个月里发现脖子上有个硬块。体格检查时,她的甲状腺右叶有一个结实的结节。对肿块进行细针穿刺和细胞学诊断后,进行甲状腺切除术。肉眼观,右下极有一个直径 3cm 的肿块,在切片上呈囊状,并有乳头状分泌物。以下哪一种病理结果是最典型的病变　　　　　　　　　　　　　　　　　　　　　　　　　　　　（　　　）

A. 巨细胞　　　　　　　　　　　B. 淀粉样间质瘤　　　　　　C. 小甲状腺滤泡
D. 核染色质透亮　　　　　　　　E. 多形性梭形细胞

(9)女性,40 岁,主诉近 3 周颈部无痛性肿大。体检发现甲状腺弥漫性肿大,实验室检查抗甲状腺过氧化酶和抗甲状腺球蛋白抗体滴度增加。在一个月内,甲状腺肿大消失。该患者最可能发生的并发症是下列哪项　　　　　　　　　　　　　　　　　　　　　　（　　　）

A. 淀粉样变　　　　　　　　　　B. 甲状腺功能低下　　　　　C. 非霍奇金淋巴瘤

D. 乳头状癌   E. Riedel 甲状腺炎

(10)患者,女性,38 岁,主诉近一年颈部胀满,但无其他表现。内科医生触诊发现甲状腺对称性肿大,无压痛,无吞咽困难。无明显的淋巴结肿大,无发热。血清 TSH3.5 mU/L,总甲状腺素 8.2mg/dL,甲状腺过氧化酶抗体阴性。两年后,甲状腺大小无明显改变。该患者最有可能的诊断是   ( )

A. Graves 病   B. 结节性甲状腺肿   C. 桥本甲状腺炎

D. 未分化癌   E. 滤泡性腺瘤

(11)一个 30 岁的女性主诉过去 4 个月颈部肿大。检查发现甲状腺弥漫性肿大,无触痛。TSH 0.2 mU/L。行甲状腺大部切除,组织病理检查显示,滤泡上皮细胞呈高柱状,排列呈乳头状。最可能的诊断是   ( )

A. 亚急性肉芽肿性甲状腺炎   B. 乳头状癌   C. 结节性甲状腺肿

D. 桥本性甲状腺炎   E. Gravse 病

(12)男性,70 岁,头痛和进行性迟钝 2d。颈部僵硬。体检:体温 38.7℃、脉搏 85 次/min、呼吸 23 次/min、血压 130/85mmHg。CBC 检查显示白细胞计数为 16850/μL。血清葡萄糖 88mg/dL。腰椎穿刺获得的脑脊液混浊,葡萄糖为 32mg/dL,蛋白为 146mg/dL,白细胞计数为 3800(95%多核中性粒细胞和 5%单核细胞)和 122 个红细胞。经抗生素治疗后改善。该患者长期的并发症最可能是   ( )

A. 脑梗死   B. 小脑扁桃体疝   C. 脑炎

D. 脑积水   E. 硬膜下血肿

(二)病例讨论

病例一

患者,女性,31 岁,因心悸、怕热多汗、食欲亢进、消瘦无力、体重减轻而来院就诊。

体格检查:体温 37℃,脉搏 98 次/min,呼吸 20 次/min,血压 150/70mmHg。双眼球突出,睑裂增宽。双侧甲状腺弥漫性对称性中度肿大,听诊有血管杂音。心率 98 次/min,心尖部可闻及Ⅰ级收缩期杂音。肺部检查无异常发现。腹平软,肝脾未触及。基础代谢率+57%(正常范围:-10%～+15%)。T_3、T_4 水平升高,甲状腺摄 I^{131} 率增高。入院后行甲状腺次全切除术,标本送病理检查。

病理检查:肉眼可见甲状腺弥漫性肿大,但仍保持甲状腺原有形状,表面光滑。切面结构致密,略呈分叶状,质实,色灰红,呈新鲜牛肉状外观。镜下可见甲状腺滤泡弥漫性增生,上皮细胞呈柱状,并形成乳头状结构突向滤泡腔。滤泡腔较小,腔内胶质少而稀薄,靠近上皮边缘有成排的吸收空泡。间质血管丰富,明显充血,有大量淋巴细胞浸润、淋巴滤泡形成。根据已学过的病理学知识做出病理诊断并提出诊断依据。

病例二

1. 病史摘要

患者,男,7 岁,因头痛,发热 20h,神志不清 8h 而入院。体检:急性危重病容,昏迷状态。体温 39.5℃,脉搏细速,呼吸浅促。颈软,四肢冷,全身布满瘀点和瘀斑,白细胞计数

$21 \times 10^9/L$,中性粒细胞 0.80,淋巴细胞 0.16。脑脊液细胞数 $0.23 \times 10^9/L$,潘氏试验弱阳性,糖 2.775mmol/L,皮肤瘀点处涂片查见脑膜炎双球菌。入院后昏迷加深,血压下降,经抢救无效而死亡。

2.*尸检摘要*

全身皮肤散在瘀点及大片瘀斑,双侧肾上腺大片出血,脑膜轻度混浊,血管扩张充血,无脓性渗出物。镜检:在蛛网膜血管周围有少许中性粒细胞浸润。

根据已学过的病理学知识,讨论:

(1)本例患者生前患的什么病?

(2)为什么患者败血症严重,而脑膜炎病变却很轻?

(三)问答题

(1)非毒性甲状腺肿与毒性甲状腺肿在病因、大体病变、镜下特点、临床表现等有何不同?

(2)甲状腺腺瘤与结节性甲状腺肿在病理形态上有何区别?

(3)流行性脑脊髓膜炎的病变特点有哪些? 解释其临床表现。

(4)比较流行性脑脊髓膜炎和乙型脑炎的病理特点及临床表现。

实验十　传染病、寄生虫病
Infectious Disease and Parasitosis

一、实验目的

(1)掌握结核病的基本病变及转化规律,原发性肺结核病的病变特点和传播途径,继发性肺结核病的病理类型和传播途径。

(2)掌握伤寒、细菌性痢疾、梅毒的病变特点;熟悉肠伤寒和肠阿米巴的病变性质和病理变化特点。

(3)掌握阿米巴病和血吸虫病肝硬化的病理变化。

二、实验内容

大体标本	病理组织切片
(1)慢性纤维空洞型肺结核	(1)肺结核
(2)粟粒性肺结核	(2)血吸虫性肝硬化
(3)肺结核球	(3)细菌性痢疾
(4)肾结核	(4)肠伤寒
(5)肠阿米巴病	(5)肠阿米巴病
(6)阿米巴肝脓肿	
(7)血吸虫性肝硬化(伴脓肿)	
(8)肠血吸虫病	

(一)大体标本观察

1.慢性纤维空洞型肺结核(chronic fibro-cavernous pulmonary tuberculosis)

标本为一侧肺,切面可见肺上叶有多个大小不等的不规则形空洞,最大的有 1cm×2cm,空洞壁纤维性增厚。其他肺组织可呈现大小不等、新旧不一的病变,有的发生了干酪样坏死而呈灰黄色,甚至可见薄壁空洞。肺上叶因空洞、纤维化而实变、质硬、缩小和变形,相应胸膜也纤维性增厚并呈玻璃样变。

2.粟粒性肺结核(military pulmonary tuberculosis)

肺切面和表面可见弥漫性均匀分布、粟粒样大小的结核病灶,病灶呈灰白色,圆形,境界清楚,微隆起于切面。

3.肺结核球(tuberculoma of lung)

肺上叶内可见一个体积较大的干酪样坏死病灶,境界清楚,有较厚的纤维组织包绕,直径 2～5cm。肺结核球为相对较静止病变,可持续多年不进展,亦可恶化溃破,经支气管播散。

4.肾结核(tuberculosis of kidney)

肾体积增大,表面呈多结节状。切面可见肾实质内显示有大小不一的干酪样坏死灶,将肾脏结构大部分破坏。干酪样坏死继发液化并经尿路排出,因而形成多个空洞。空洞表面被覆干酪样坏死物质。肾盂肾盏也受累。

5.肠阿米巴病(intestinal amoebiasis)

本实验室标本是一段已剖开肠壁的结肠。肠黏膜上可见多数大小不等的坏死灶及溃疡,溃疡切面呈口小底大的烧瓶状,溃疡间黏膜相对正常。

6.阿米巴肝脓肿(amebic abscess of liver)

于肝的切面,见肝的右叶有一大的空洞,其内果酱样物质已流失。空洞壁上见较多灰白色破絮状物,系未彻底液化坏死的结缔组织、血管和胆管等结构。

7.血吸虫性肝硬化(伴脓肿)(schistosomiasis cirrhosis of liver)

可见肝脏体积小,质地硬,表面凹凸不平,有浅的沟纹分割成大小不等稍隆起区。切面见增生的结缔组织沿门静脉分支呈树枝状分布,称为干线型肝硬化。另可见一脓肿,约8cm×10cm大小,脓肿壁粗糙呈破絮状。

8.肠血吸虫病(intestinal schistosomiasis)

本实验室标本是一段已剖开的肠壁。肠壁增厚变硬,黏膜粗糙不平、萎缩,皱襞消失,可见部分黏膜呈小息肉样增生。

(二)病理组织切片

1.肺结核(pulmonary tuberculosis)

(1)低倍镜:肺组织内有多个散在、大小不一的境界清楚的结节状病灶,即结核结节。少数结节呈上皮样细胞团,其中可见朗汉斯巨细胞;多数结节中央为红染的、无结构的干酪样坏死,其周围主要为上皮样细胞、朗汉斯巨细胞,再外围常有淋巴细胞浸润,纤维组织增生。

(2)高倍镜:上皮样细胞一般以干酪样坏死灶为中心呈放射状排列,细胞呈梭形或多边形,细胞边界不清,胞质淡然;细胞核为椭圆形,染色质细腻、淡然。朗汉斯巨细胞体积巨大,胞浆丰富,多核,聚集于细胞一侧或在细胞的周边部呈花环状或马蹄形分布,胞核形状和上皮样细胞相似。外围尚可见单核巨噬细胞、淋巴细胞和成纤维细胞,共同形成结核结节。

2.血吸虫性肝硬化(schistosomiasis cirrhosis of liver)

(1)低倍镜:肝脏汇管区附近可见卵圆形或不规则形的深红色或深蓝色的虫卵结节。结节中常可见数个椭圆形虫卵。虫卵结节分急性和慢性两种。

(2)高倍镜:观察急、慢性虫卵结节成分。急性虫卵结节:在结节中心可见一个或数个成熟的虫卵,卵壳外有红染的放射状物,周围有大量嗜酸性粒细胞浸润及坏死物质。慢性虫卵结节:中心常有坏死的虫卵,卵壳皱缩或破溃,虫卵周围有较多的上皮样细胞及少量异物巨细胞,在外围有淋巴细胞浸润,纤维结缔组织增生。结节周围肝细胞受压萎缩。

3.细菌性痢疾(bacillary dysentery)

(1)低倍镜:结肠肠壁黏膜层、黏膜下层等结构尚可辨认。多数肠黏膜浅层坏死,即黏膜上皮及腺体大片消失,黏膜表面覆盖特征性的粉红色假膜。

(2)高倍镜:假膜由大量纤维素、嗜中性粒细胞、坏死组织等构成,黏膜固有层、黏膜下层血管充血、炎细胞浸润,部分假膜可见脱落现象。

4.肠伤寒(typhoid fever of intestine)

(1)低倍镜:回肠黏膜及黏膜下层见淋巴滤泡增生,淋巴滤泡内有大量的巨噬细胞增生聚集成团,形成伤寒小结。

(2)高倍镜:淋巴滤泡内增生的巨噬细胞体积较大,胞浆丰富,核圆形或肾形,胞浆内可见吞噬的红细胞、淋巴细胞及组织碎片,此即伤寒细胞。

5.肠阿米巴病(intestinal amoebiasis)

(1)低倍镜:肠黏膜发生液化性坏死,形成无结构的淡红染物质,周围黏膜见充血出血及少量淋巴细胞和浆细胞浸润。溃疡底部和边缘可见残存的坏死组织,周围炎症反应不明显。

(2)高倍镜:在坏死组织和正常组织交界处可找到阿米巴滋养体,圆形、直径约 20～40μm,核小而圆,胞浆略呈嗜碱性,其中可见红细胞、淋巴细胞和坏死组织碎片。滋养体周围有一空晕。

三、思考题

(一)选择题

(1)患者,女,24 岁,发热、头疼、乏力、食欲不振和末梢白细胞增多。腹痛、腹泻,里急后重,排便次数增多。数小时后,休克。则该患者可能患有 （　　）

　　A.神经炎　　　B.肝炎　　　C.肺炎　　　D.肾炎　　　E.细菌性痢疾

(2)患者,男,35 岁,持续高热,相对缓脉,检查发现脾肿大、白细胞减少、皮肤出现玫瑰疹。则该患者可能患有 （　　）

　　A.肺炎　　　　B.肝炎　　　C.伤寒　　　D.肾炎　　　E.脑膜炎

(二)问答题

(1)请概括结核病的基本病理变化和转归。

(2)比较原发性肺结核和继发性肺结核病的特点。

(3)比较肠伤寒、细菌性痢疾和肠阿米巴的肠道病变和临床表现。

(4)请说明血吸虫性肝硬化的病变特点和临床特点。

选择题参考答案

实验一：

1. E 2. A 3. E 4. A 5. C 6. D 7. B 8. A 9. C 10. A 11. C 12. B 13. B
14. E 15. A 16. B 17. A 18. C 19. E

实验二：

1. C 2. C 3. B 4. E 5. B 6. D 7. B 8. D 9. A 10. D

实验三：

1. D 2. C 3. B 4. E 5. A 6. E 7. C 8. D 9. D 10. E 11. C 12. D 13. C
14. A 15. B 16. E 17. D 18. B 19. E 20. D 21. B

实验四：

1. B 2. E 3. C 4. E 5. E 6. C 7. A 8. D 9. E 10. D 11. D 12. C 13. B
14. D 15. A 16. E 17. D 18. B 19. D

实验五：

1. D 2. C 3. B 4. A 5. A 6. C 7. C 8. C 9. D 10. C 11. C 12. B 13. D
14. D 15. E 16. D 17. B 18. B

实验六：

1. E 2. B 3. D 4. E 5. D 6. D 7. B 8. B 9. C 10. B 11. C 12. E 13. D
14. A 15. C 16. A

实验七：

1. B 2. B 3. C 4. A 5. D 6. B 7. D 8. C 9. E 10. A 11. B 12. E 13. A
14. B 15. E 16. D 17. C 18. D 19. C 20. C

实验八：

1. A 2. A 3. A 4. C 5. E 6. E 7. A 8. A 9. D

实验九：

1. D 2. B 3. C 4. E 5. B 6. C 7. D 8. D 9. B 10. B 11. E 12. D

实验十：

1. E 2. C

参考文献

[1] 李萍,雷久士.病理学实验指导[M].北京:科学出版社,2012.

[2]唐建伍,李连宏.病理学理论与实验纲要[M].北京:人民卫生出版社,2009.

[3]周庚寅.组织病理学技术[M].北京:北京大学医学出版社,2006.

附　录

附录一　各器官的观察方法

一、心脏的观察方法

1.肉眼检查

次序:先看心的外观,再沿血流的路径观察,依次是右心房、三尖瓣、右心室、肺动脉瓣、左心房、二尖瓣、左心室、主动脉瓣,最后左、右心房心室肌及冠状动脉。

重点:瓣膜改变、冠状动脉阻塞、心肌改变及心外膜。

大小:与死者右拳接近,成人男性250g左右,女性稍轻些。

形状:正常为圆锥形,注意各房室有否肥大、扩张。

外膜:注意有无出血点、渗出物,冠状动脉有无弯曲或粥样硬化。

心肌:厚度(左心室0.8~1.2cm,右心室0.3~0.4cm)。颜色,有无光泽、梗死灶、纤维瘢痕。

内膜:是否增厚、光滑,腔面有无附壁血栓。瓣膜有无增厚、赘生物,腱索、乳头肌是否异常。

2.切片观察

外膜:表面有无渗出,有无充血、白细胞渗出、出血等,冠状动脉有无硬化。

心肌:心肌细胞横纹是否清楚,有无萎缩、变性、坏死等变化。间质结缔组织有无增生、变性,血管是否充血、出血,有无结节性或增生性病变。

内膜和瓣膜:有无增厚,如有赘生物形成,应注意其构成、基底部是否有机化。

二、血管的观察方法

1.肉眼检查

重点:血管腔内有无异常物质,内膜有无病变。

外形:走行有无改变,注意是否有局限性增粗或缩小。

管腔:大小与管壁厚度比例是否恰当。

腔内容物:有无异常,内膜面是否光滑,有无斑块状病变。

2.切片观察

腔内:有无异常物质,如血栓形成。

内膜:有无增厚,其性质如何。

中膜:有无萎缩或肥厚。

外膜:有无炎细胞浸润,营养血管有无病变。

三、肺脏的观察方法

1.肉眼检查

重点:有无肺结核、肿瘤及肺炎。

大小形状:有无特殊改变,质地如何。

胸膜：是否光滑、增厚，表面有无渗出物、出血点。

表面和切面：有无结节状病变或肿块。

切面：肺组织颜色有无变化，肺泡结构是否疏松，有无气肿、实变、出血或梗死等改变。

支气管：管腔有否扩张，管壁厚度如何，腔内有无分泌物，内膜是否光滑、充血。

肺门：大血管及淋巴结有无病变。

2.切片观察

胸膜：有无增厚，表面有无渗出。

肺泡结构：是否清晰，肺泡腔有无扩张，有无水肿液或炎性渗出物。

肺泡壁及间质：血管有无充血、水肿、炎细胞浸润或纤维结缔组织增生。

各级支气管：管腔有无扩张，管壁结构有无改变，腔内有无异常内容物。

观察切片中：有无灶性或结节性病变，如有注意其数量、分布、大小、形态特点。

四、肝脏的观察方法

1.肉眼检查

次序：先注意外观，再观察切面。

重点：有无充血、脂肪变、坏死、硬变及肿瘤。

外观：大小、重量、外形、颜色、硬度有无改变。

被膜：有无增厚，表面是否光滑，表面和切面有无肿块。

切面：结构是否清晰，有无出血、坏死，汇管区有无增大。

胆囊及胆管：有无扩张，腔内有无结石，管壁有无增厚。

门静脉、肝动脉、肝静脉壁：有无增厚，腔内有无异常内容物。

2.切片观察

被膜：是否增厚。

小叶结构：是否正常，中央静脉及血窦有无扩张。

肝细胞：有无变性、坏死，排列是否正常，库普弗细胞有无增生。

汇管区：小叶间动静脉及胆管有无病变，间质有无增生，有无虫卵沉积。

五、脾脏的观察方法

1.肉眼检查

次序：先看表面，再看切面，再分别观察红髓、白髓、小梁及脾门血管。

重点：有无玻璃样变、梗死、纤维化及含铁结节、脾血管血栓。

外观：大小、重量、形态、颜色有无改变。

包膜：有无增厚，表面有无渗出。

切面：白髓、小梁是否正常，有无出血、梗死。

脾门：动、静脉有无硬化或血栓形成。

2.切片观察

被膜：有无增厚及渗出。

红髓：结构是否清晰，血窦有无扩张、充血或炎细胞浸润。

白髓：数量、大小有无改变，有无炎细胞浸润，中央动脉有无硬化。

小梁:有无增生或出血。

六、消化管道的观察方法

1. 肉眼检查

区别:标本取自哪一部位。

次序:先看管腔内,再看黏膜、管壁、浆膜。

重点:有无炎症、溃疡、肿瘤。

管腔:有无扩张或狭窄,腔内容物有无特殊。

黏膜皱襞:是否清晰,内表面有无充血、出血、坏死、肿物或溃疡。

管壁:有无增厚。

浆膜面:是否光滑,有无渗出。

2. 切片观察

按黏膜、黏膜下、肌层和浆膜层的顺序观察其结构有无变化。

发现病变时注意其大小、形态、分布特点,与周围组织的关系,如系溃疡应注意其底部各层结构。

七、肾脏的观察方法

1. 肉眼检查

次序:先注意外观,再观察切面,切面上先注意皮质,然后看髓质,最后检查肾盂、输尿管及肾血管。

重点:肾小球肾炎、慢性肾盂肾炎、肿瘤及脓肿。

外观:大小、重量、形状、颜色有无改变。

包膜:是否易剥,表面是否光滑,有无出血点或凹陷,是否呈颗粒状,颗粒大小,表面和切面有无肿块。

切面:有否光泽,皮髓交界是否清楚,皮质有无增厚,纹理是否清晰,有无出血、梗死或脓肿,小动脉管壁有无增厚。

肾盂:有无扩张、畸形,黏膜是否光滑,有无充血或炎性渗出,腔内有无结石,肾门动脉有无硬化。

2. 切片观察

皮髓交界:是否清晰。

皮质:肾单位有无异常,肾小球的大小、数量有无变化,球丛细胞数量、毛细血管腔及球囊腔和上皮细胞有无改变。

肾小管:有无扩张或萎缩,上皮细胞有无变性、坏死、脱落,管腔内有无管型。

各级血管:有无硬化或血栓形成。

间质:有无纤维结缔组织增生、炎细胞浸润。

肾盂黏膜:上皮有无改变,黏膜下有无充血或炎细胞浸润。

八、脑的观察方法

1. 肉眼检查

次序：先观察脑底血管、脑的外观，再逐切面依次观察大脑、小脑、中脑、脑桥、延髓、脊髓等，观察大脑的切面则是先皮质，然后髓质，最后脑室。

外观：外形、重量有无变化，两侧大脑是否对称，有无脑疝压迹。

脑膜面：有无炎性渗出，血管是否扩张、充血、出血。

脑回的宽窄、脑沟的深浅有无变化。

脑动脉：有无硬化、动脉瘤等改变。

切面：灰白质是否清晰，有无肿块、出血、坏死，脑室是否扩张。

2. 切片观察

脑膜：有无充血、出血及炎性渗出。

脑实质：血管有无充血，血管周围有无渗出。

脑组织：有无水肿（血管及细胞周围空隙是否增宽）。

神经细胞：有无变性、坏死，胶质细胞有无增生或结节状改变。

九、肿瘤的观察方法

1. 肉眼检查

首先辨认是什么器官，其次观察肿瘤发生在什么部位。

重点：肿瘤的边界是否清楚，生长方式是膨胀性、外生性还是浸润性。

肿瘤：数目、大小、形状、颜色、质地。

切面：有无出血、坏死、囊性变，有无包膜及与周围组织的关系。

2. 切片观察

首先确定切片中有无肿瘤组织，如有肿瘤，进一步观察肿瘤有无包膜，其实质与间质的分界是否明显。

重点：肿瘤组织细胞有无异型性？有无浸润性生长？

肿瘤组织的结构及肿瘤细胞的排列与何种组织相似？可能由何种组织发生？

肿瘤细胞异型性如何？是良性肿瘤还是恶性肿瘤？

细胞核：大小、形态，有无核仁，分裂象的多少，有无病理性核分裂。

附录二 正常器官的重量和大小

		成人正常器官的重量和大小的平均值
1	脑	男 1300～1500g 女 1100～1300g
2	脊髓	长 40～50cm 重 25～27g
3	心脏	男 250～270g 女 240～260g 左右心房壁厚 0.1～0.2cm 左心室厚 0.8～1.2cm 右心室厚 0.3～0.4cm 三尖瓣周径 11cm 肺动脉瓣周径 8.5cm 二尖瓣周径 10cm 主动脉瓣周径 7.5cm
4	肺脏	左肺重 325～450g 右肺重 375～550g
5	主动脉	升部周径 7.5cm 胸主动脉周径 4.5～6cm 腹主动脉周径 3.5～4.5cm
6	肝脏	重量 1300～1500g 大小(25～30)cm×(19～21)cm×(6～9)cm
7	脾脏	重量 140～180g 大小(3～4)cm×(8～9)cm×(12～14)cm
8	肾脏	重量（一侧)120～140g 大小(3～4)cm×(5～6)cm×(11～12)cm 皮质厚 0.6～0.7cm
9	胰腺	重量 90～120g 大小 3.8cm×5cm×18cm
10	甲状腺	重量 30～70g 大小(1.5～2.5)cm×(3～4)cm×(5～7)cm
11	肾上腺	每个重 5～6g

附录三　临床常用检查指标参考值

一、常规指标

体温:36.0～37.4℃(腋窝);36.7～37.7℃(口腔);36.9～37.9℃(直肠)

呼吸:16～20次/min(成人)

心率:60～100次/min(成人)

血压:90～140mmHg(收缩压)/60～90mmHg(舒张压)

二、血常规指标

红细胞计数:3.8～5.1×10^{12}/L

白细胞计数:3.5～9.5×10^9/L

血小板计数:125～350×10^9/L

中性粒细胞百分数:40.0%～75.0%

淋巴细胞百分数:20.0%～50.0%

单核细胞百分数:3.0%～10.0%

嗜酸性粒细胞百分数:0.4%～8.0%

嗜碱性粒细胞百分数:0～1.0%

三、尿常规指标

比重:1.003～1.030

pH:4.5～8.0

白细胞:阴性

酮体:阴性

尿糖:阴性

尿蛋白质:阴性

尿隐血:阴性

四、肝功能指标

总蛋白:65.0～85.0g/L

白蛋白:40.0～55.0g/L

总胆红素:3.4～20.5μmol/L

总胆固醇:3.10～5.18mmol/L

总胆汁酸:<15.0μmol/L

碱性磷酸酶:35～100U/L

谷丙转氨酶:0～40U/L

谷草转氨酶:0～40U/L

五、肾功能指标

尿酸:3.89~6.11μmol/L

肌酐:45~84μmol/L

尿素氮:2.9~8.2mmol/L

六、甲状腺功能指标

总 T_3:0.58~1.59ng/mL

总 T_4:4.87~11.72μg/dL

促甲状腺素(TSH):0.35~4.94uIU/ml

附录四　病理学常用的英语名词

A

abscess 脓肿

acromegaly 肢端肥大症

acute diffuse proliferative glomerulonephritis 急性弥漫性增生性肾小球肾炎

acute fatal viral hepatitis/fulminant viral hepatitis 急性重症型病毒性肝炎

acute inflammation 急性炎症

acute leukemia 急性白血病

acute mild viral hepatitis 急性普通型肝炎

adaptation 适应

addison's disease 艾迪生病

adenocarcinoma 腺癌

adenoma of large intestine 大肠腺瘤

adenoma 腺瘤

AIDS（acquired immunodeficiency syndrome）获得性免疫缺陷病

alcoholic liver disease 酒精性肝病

alteration 变质

alterative inflammation 变质性炎

Alzheimer's disease 阿尔茨海默病（早老性痴呆）

amniotic fluid embolism 羊水栓塞

amoebiasis 阿米巴病

anaplasia 间变

anemic infarct 贫血性梗死

aortic aneurysm 主动脉瘤

aortic valve insufficiency 主动脉瓣关闭不全

aortic valve stenosis 主动脉瓣狭窄

apoptosis 凋亡

arteriolosclerotic contracted kidney 细小动脉性硬化性固缩肾

atheromatous plaque 粥样斑块

atheroma 粥瘤

atherosclerosis of aorta 主动脉粥样硬化

atherosclerosis 动脉粥样硬化

atrophic gastritis 萎缩性胃炎

atrophy of brain 脑萎缩

atrophy of liver 肝萎缩

atrophy 萎缩

atypia 异型（性）

atypical hyperplasia 非典型增生

B

bacillary dysentery 细菌性痢疾

basal cell carcinoma 基底细胞癌

basement membrane 基底膜

benign hypertention 良性高血压（病）

benign tumor 良性肿瘤

biliary cirrhosis 胆汁性肝硬化

brain abscess 脑脓肿

bronchial asthma 支气管哮喘

bronchiectasis 支气管扩张

bronchopneumonia 支气管肺炎

brown atrophy 褐色萎缩

C

canceration 癌变

carcinoid 类癌

carcinoma in situ 原位癌

carcinoma of esophagus 食道癌

carcinoma of lung/ pulmonary carcinoma 肺癌

carcinoma of penis 阴茎癌

carcinoma of prostate/ prostatic carcinoma 前列腺癌

carcinoma of stomach 胃癌

carcinoma of thyroid 甲状腺癌

carcinoma 癌

cardiomyopathy 心肌病

cardiovascular disease 心血管疾病

caseation/caseous necrosis 干酪样坏死

caseous pneumonia 干酪样肺结核

cell death 细胞死亡

cell swelling 细胞水肿

centrilobular emphysema 小叶中央型肺气肿

cerebral atherosclerosis 脑动脉粥样硬化

cerebral hemorrhage 脑出血

cerebral hemorrhage 脑出血

cerebral infarction 脑梗死

cerebrovascular disease 脑血管病

cervical carcinoma 子宫颈癌

cervical intraepithelial neoplasm(CIN)子宫颈上皮内瘤

cholecystitis 胆囊炎

chorioepithelioma/choriocarcinoma 绒毛膜上皮癌

chronic(viral) active hepatitis 慢性活动性肝炎

chronic bronchitis 慢性支气管炎

chronic cor pulmonale/ chronic pulmonary cadiopathy 慢性肺源性心脏病

chronic fibrocavitative pulmonary tuberculosis 慢性纤维空洞性肺结核病

chronic hepatic congestion 慢性肝淤血

chronic inflammation 慢性炎症

chronic leukemia 慢性白血病

chronic lymphocytic leukemia 慢性淋巴细胞性白血病

chronic lymphocytic thyroiditis 慢性淋巴细胞甲状腺炎

chronic myelocytic leukemia 慢性粒细胞性白血病

chronic peptic ulcer 慢性消化性溃疡

chronic pulmonary congestion 慢性肺淤血

chronic sclerosing glomerulonephritis 慢性硬化性肾小球肾炎

cirrhosis (of liver)肝硬化

coagulative necrosis 凝固性坏死

colorectal carcinoma 结直肠癌

condyloma acuminatum 尖锐湿疣

congestion 淤血

consolidation 实变

coronary atherosclerosis 冠状动脉粥样硬化

coronary heart disease 冠心病

crescentic glomerulonephritis 新月体性肾小球肾炎

Crohn's disease 克罗恩病

D

degeneration 变性

diabetes millitus 糖尿病

diffuse membranoproliferative glomerulonephritis 弥漫性膜性增生性肾小球肾炎

diffuse membranous glomerulonephritis 弥漫性膜性肾小球肾炎

diffuse pattern 弥漫型

dilated(congestive) cardiomyopathy 扩张性心肌病

disease of digestive system 消化系统疾病

disease of endocrine system 内分泌系统疾病

disease of nervous system 神经系统疾病

disease of reproductive system and mammary gland 生殖系统和乳腺疾病

disease of urinary system 泌尿系统疾病

diseases of hematopoietic and lymphoid system 造血和淋巴系统性疾病

dry gangrene 干性坏疽

E

edema 水肿

embolism 栓塞

embolus 栓子

emigration 游出

emphysema(obstructive emphysema)肺气肿(阻塞性肺气肿)

epidemic cerebrospinal meningitis 流行性脑脊髓膜炎

epidemic encephalitis type B 流行性乙型脑炎

epidemic hemorrhagic fever 流行性出血热

epithelial tumor 上皮性肿瘤

epithelioid cell 上皮样细胞

exophytic 外生性

expansive growth 膨胀性生长

exudate 渗出物

exudative inflammation 渗出性炎

F

fat embolism 脂肪栓塞

fatty change 脂肪变

fatty degeneration 脂肪变性

fibrinoid necrosis 纤维素样坏死

fibrinous inflammation 纤维素性炎

fibro-adenoma 纤维腺瘤

fibroma 纤维瘤

fibrosarcoma 纤维肉瘤

filarisis 丝虫病

foamy cell 泡沫细胞

focal pulmonary tuberculosis 局灶性肺结核病

G

ganglioneuroma 节神经瘤

gangrene 坏疽

gas embolism 气体栓塞

gas gangrene 气性坏疽

gastric ulcer 胃溃疡

gigantism 巨人症

glandular epithelium 腺上皮

glioma 胶质瘤

gonorrhea 淋病

granular constricted kidney 颗粒性固缩肾

granulation tissue 肉芽组织

granuloma 肉芽肿

gumma 树胶肿

H

hashimoto's thyroiditis 桥本甲状腺炎

healing by first intention 一期愈合

healing by second intention 二期愈合

healing of fracture 骨折愈合

heart failure cell 心力衰竭细胞

hemangioma 血管瘤

hemorrhagic infarct 出血性梗死

hemosiderin 含铁血黄素

hepatic amoebiasis(amoebic liver abscess) 肝阿米巴病(阿米巴肝脓肿)

hepatocellular carcinoma 肝细胞性肝癌

Hodgkin's lymphoma(HL) 霍奇金淋巴瘤

hyaline degeneration 玻璃样变性

hydatidiform mole 葡萄胎

hydronephrosis 肾盂积水

hyperemia 充血

hyperplasia of prostate/ prostatic hyperplasia 前列腺增生症

hyperplasia 增生

hypertention cardiopathy 高血压性心脏病

hypertention 高血压(病)

hyperthyroidism 甲状腺功能亢进

hypertrophic cardiomyopathy 肥厚性心

hypertrophy 肥大

I

infarct/infarction 梗死

infectious disease 传染病

infiltration 浸润

infiltrative pulmonary tuberculosis 浸润性肺结核病

inflammation 炎症

inflammatory cell 炎细胞

inflammatory polyp 炎性息肉

inflammatory psedotumor 炎性假瘤

injury 损伤

interstitial pneumonia 间质性肺炎

intestinal amoebiasis(amoebic dysentery) 肠阿米巴病(阿米巴痢疾)

intestinal infarction 肠梗 intestinal

invasive growth 浸润性生长

invasivehydatidiform mole 侵袭性葡萄胎

L

Langhan's giant cell 朗汉斯巨细胞

leiomyoma 平滑肌瘤

leiomyosarcoma 平滑肌肉瘤

leptospirosis 钩端螺旋体

leukemia 白血病

leukoplakia 白斑

lipid nephritis 脂性肾病

lipoma 脂肪瘤

liposarcoma 脂肪肉瘤

liquefactive necrosis 液化性坏死

lobar pneumonia 大叶性肺炎

lobular pneumonia 小叶性肺炎

M

macrophage 巨噬细胞

malignant hypertention 恶性高血压(病)

malignant tumor 恶性肿瘤

mammary cancer / carcinoma of breast 乳腺癌

mammary hyperplasia/ hyperplasia of breast 乳腺增生症

mastopathy 乳腺病

melanoma 黑色素瘤

meningioma 脑膜瘤

mesangiocapillary glomerulonephritis 系膜毛细血管性肾小球肾炎

mesenchymal tumor 间叶组织肿瘤

metaplasia 化生

metastasis 转移

metastatic(secondary)tumor 转移(继发)肿瘤

microthrombus 微血栓

minimal change glomerulonephritis 微小病变性肾小球肾炎

mitral insufficiency 二尖瓣关闭不全

mitral stenosis 二尖瓣狭窄

mixed thrombus 混合血栓

moist gangrene 湿性坏疽

mucinous cystadenoma 黏液性囊腺瘤

multinuclear giant cell 多核巨细胞

mycoplasmal pneumonia 支原体性肺炎

myocardial infarction 心肌梗死

N

nasopharyngeal carcinoma 鼻咽癌

necrosis 坏死

neoplasm/tumor 肿瘤

nephrotic syndrome 肾病综合征

nest 巢

neurilemmoma 神经鞘瘤

neuroblastoma 神经母细胞

neurofibroma 神经纤维瘤

nodular goiter 结节性甲状腺肿

nodular pattern 结节型

nodular 结节性

non-Hodgkin's disease(NHD)非霍奇金淋巴瘤

nontoxic goiter 非毒性甲状腺肿

O

orgnization 机化

osteosarcoma 骨肉瘤

P

pancreatic carcinoma 胰腺癌

pancreatitis 胰腺炎

panlobular emphysema 全小叶型肺气肿

papillary carcinoma of thyroid 甲状腺乳头状瘤

papilloma 乳头状瘤

parasitic disease 寄生虫病

parenchyma 实质

Parkinson's disease 帕金森病(震颤性痴呆)

pathologic calcification 病理性钙化

pathologic mitosis 病理性核分裂.

perforation 穿孔

phagocytosis 吞噬作用

phlegmonous inflammation 蜂窝织炎

pituitary drawfism 垂体性侏儒症

poliomyelitis 脊髓灰质炎

polypoid 息肉样

polypous pattern 息肉型

poor differenciation 低分化

portal cirrhosis 门脉性肝硬化

postnecrotic cirrhosis 坏死后性肝硬化

precancerous lesion 癌前病变

primary carcinoma of liver 原发性肝癌

primary complex 原发综合征

proliferative inflammation 增生性炎

pseudolobule 假小叶

pseudomembrane 假膜

pseudomembranous enteritis 假膜性肠炎

pseudomembranous inflammation 假膜性炎

pulmonary infarction 肺梗死

pulmonary miliary tuberculosis 肺粟粒性结核病

pulmonary tuberculosis 肺结核病

pus 脓液

pyelonephritis 肾盂肾炎

R

rapidly progressive glomerulonephritis 急进性肾小球肾炎

recanalization 再通肌病

red thrombus 红色血栓

regeneration 再生

regional enteritis 局限性肠炎

renal atherosclerosis 肾动脉粥样硬化

renal cell carcinoma 肾细胞癌

renal infarction 肾梗死

repair of injury 损伤的修复

respiratory disease 呼吸系统疾病

restrictive cardiomyopathy 限制性心肌

retinoblastoma 视网膜母细胞瘤

rhadomyosarcoma 横纹肌肉瘤

rheumatic endocarditis 风湿性心内膜炎

rheumatic myocarditis 风湿性心肌炎

rheumatic pericarditis 风湿性心外膜炎

rheumatism 风湿病

S

sarcoma 肉瘤

serous inflammation 浆液性炎

silicosis 矽肺

splenic infarction 脾梗死

squamous cell carcinoma 鳞状细胞癌

stroma/mesenchyma 间质

subacute (viral) fatal hepatitis 亚急性重型肝炎

subacute bacterial/infectious endocarditis 亚急性细菌性心内膜炎

subarachnoid hemorrhage 蛛网膜下腔出血

suppuration 化脓

suppurative meningitis 化脓性脑脊髓膜炎

suppurative(purulent) inflammation 化脓性炎

syphilis 梅毒

syphilitic aortitis 梅毒性主动脉炎

T

teratoma 畸胎瘤

thrombosis 血栓形成

toxemia 毒血症

toxic bacillary dysentery 中毒性细菌性痢疾

toxic goiter 毒性甲状腺肿

transitional cell carcinoma 移行细胞癌

transitional cell carcinoma 移行细胞癌

transitional epithelium 移行上皮

tubercle 结核小结

tuberculoma of lung 肺结核球

tuberculosis of intestine 肠结核病

tuberculosis of kidney 肾结核病

tuberculosis of lymph node 淋巴结结核病

tuberculosis 结核病

tuberculous meningitis 结核性脑膜炎

tumor giant cell 瘤巨细胞

typhoid (fever)伤寒

U

ulcer 溃疡

ulcerative pattern 溃疡型

ulcerative pattern 溃疡型

undifferenciated type 未分化型

V

valvular disease of heart 心瓣膜病

ventricular aneurysm 室壁瘤

verrucous vegetation 疣状赘生物

viral（virus）hepatitis 病毒性肝炎

viral pneumonia 病毒性肺炎

W

well differenciation 高分化

white thrombus 白色血栓

wound healing 创伤愈合

病理学实验报告

年级 ＿＿＿＿＿＿＿＿＿＿

专业 ＿＿＿＿＿＿＿＿＿＿

学号 ＿＿＿＿＿＿＿＿＿＿

姓名 ＿＿＿＿＿＿＿＿＿＿

病理学实验报告(一)

年级_____专业_____学号_____姓名_____

实验内容:

实验时间:

诊断:_____

染色:_____

放大:_____

病变:

诊断:_____

染色:_____

放大:_____

病变:

病理学实验报告（二）

年级_____专业_____学号_____姓名_____

实验内容：

实验时间：

诊断：_____

染色：_____

放大：_____

病变：

诊断：_____

染色：_____

放大：_____

病变：

病理学实验报告(三)

年级_____专业_____学号_____姓名_____

实验内容：

实验时间：

诊断：_____
染色：_____
放大：_____
病变：

诊断：_____
染色：_____
放大：_____
病变：

病理学实验报告(四)

年级_____专业_____学号_____姓名_____

实验内容:

实验时间:

诊断:_____

染色:_____

放大:_____

病变:

诊断:_____

染色:_____

放大:_____

病变:

病理学实验报告(五)

年级＿＿＿＿＿＿＿＿专业＿＿＿＿＿＿＿＿学号＿＿＿＿＿＿＿＿姓名＿＿＿＿＿＿＿

实验内容：

实验时间：

诊断：＿＿＿＿＿＿＿＿＿

染色：＿＿＿＿＿＿＿＿＿

放大：＿＿＿＿＿＿＿＿＿

病变：

诊断：＿＿＿＿＿＿＿＿＿

染色：＿＿＿＿＿＿＿＿＿

放大：＿＿＿＿＿＿＿＿＿

病变：

病理学实验报告（六）

年级_____专业_____学号_____姓名_____

实验内容：

实验时间：

诊断：_____

染色：_____

放大：_____

病变：

诊断：_____

染色：_____

放大：_____

病变：

病理学实验报告(七)

年级_____ 专业_____ 学号_____ 姓名_____

实验内容:

实验时间:

诊断:_____

染色:_____

放大:_____

病变:

诊断:_____

染色:_____

放大:_____

病变:

病理学实验报告(八)

年级_____专业_____学号_____姓名_____

实验内容:

实验时间:

诊断:_____

染色:_____

放大:_____

病变:

诊断:_____

染色:_____

放大:_____

病变:

病理学实验报告(九)

年级_____ 专业_____ 学号_____ 姓名_____

实验内容：

实验时间：

诊断：_____

染色：_____

放大：_____

病变：

诊断：_____

染色：_____

放大：_____

病变：

病理学实验报告(十)

年级_____ 专业_____ 学号_____ 姓名_____

实验内容:

实验时间:

诊断:_____

染色:_____

放大:_____

病变:

诊断:_____

染色:_____

放大:_____

病变:

附录六:组织切片镜下彩图

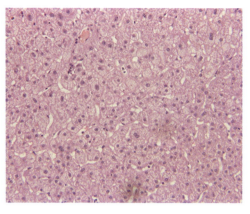

彩图 1　肝细胞水肿(400 倍)
肝细胞体积增大,部分细胞胞浆内可见细
小的红染颗粒,部分细胞胞浆疏松透亮

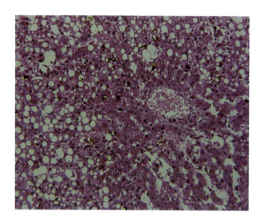

彩图 2　肝细胞脂肪变性(200 倍)
肝细胞内可见大小不等的脂肪空泡

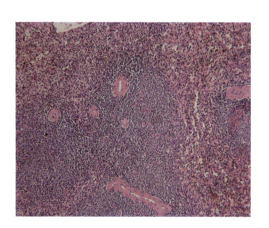

彩图 3　脾小动脉玻璃样变(100 倍)
脾小体内可见多个中央动脉,
管壁增厚、管腔狭窄

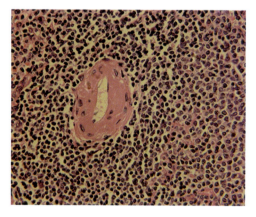

彩图 4　脾小动脉玻璃样变(400 倍)
脾中央动脉内皮下可见均质、红染的无结
构物质沉积,管壁增厚、管腔狭窄

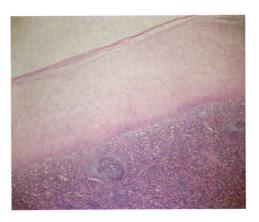

彩图 5　脾包膜(结缔组织)玻璃样变(100 倍)
脾包膜胶原纤维肿胀、融合,呈红
染均质的结构,使包膜增厚

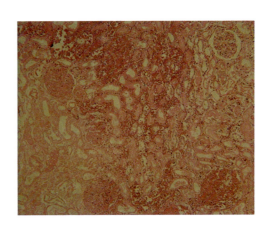

彩图 6　凝固性坏死——肾梗死(100 倍)
图左侧为梗死区,右侧为相对正
常区,两者之间为充血出血带

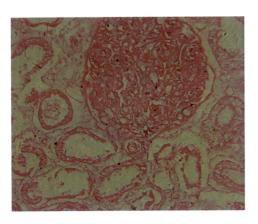

彩图 7　凝固性坏死——肾梗死(400 倍)
梗死区细胞核消失,但肾小管
和肾小球的轮廓仍保留

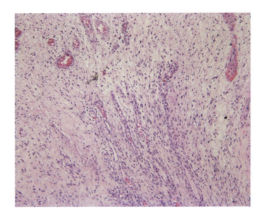

彩图 8　肉芽组织(100 倍)
肉芽组织由大量新生的毛细血管和成
纤维细胞组成,伴有炎症细胞浸润

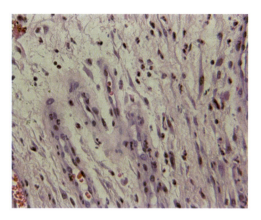

彩图 9　肉芽组织(400 倍)
肉芽组织由大量新生的毛细血管和成
纤维细胞组成,伴有炎症细胞浸润

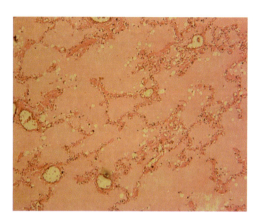

彩图 10　急性肺淤血(100 倍)
肺泡轮廓清晰,肺泡腔内
充满了红染的水肿液

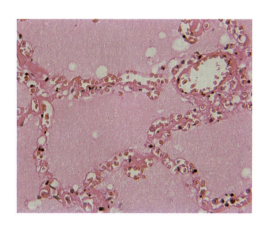

彩图 11　急性肺淤血(400 倍)
肺泡腔内有大量粉染的水肿液,肺泡
壁小静脉和毛细血管扩张充血

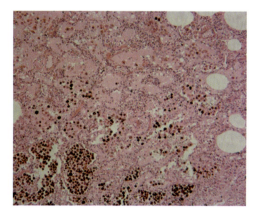

彩图 12　慢性肺淤血(100 倍)
肺泡轮廓清晰,肺泡壁增厚,大部分肺泡
腔内可见红染的水肿液和心力衰竭细胞

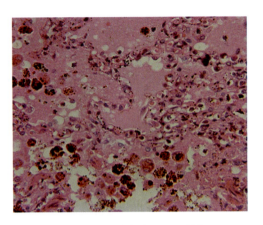

彩图 13　慢性肺淤血(400倍)

肺泡壁增厚,毛细血管充血,肺泡腔内有红
染的水肿液、红细胞和心力衰竭细胞

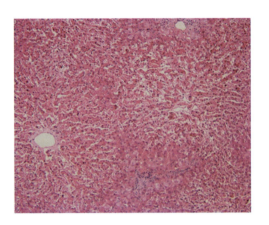

彩图 14　慢性肝淤血(100倍)

肝小叶结构清晰,中央静脉及其
周围肝血窦明显扩张充血

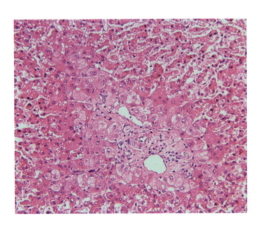

彩图 15　慢性肝淤血(200倍)

中央静脉周围肝血窦明显扩张、充血,肝细胞
萎缩、坏死;门管区周围肝细胞水肿、脂肪变

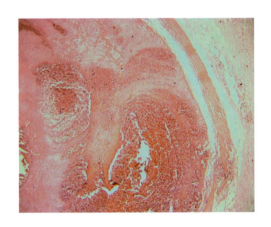

彩图 16　混合血栓(100倍)

粉红染均质区为血小板梁;红染部
分为纤维素,网罗大量的红细胞

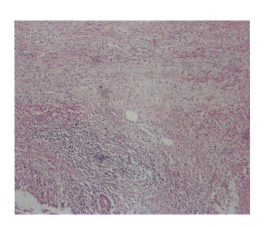

彩图 17　化脓性阑尾炎(100倍)
阑尾上皮及固有层可见损伤,
阑尾壁各层有炎细胞浸润

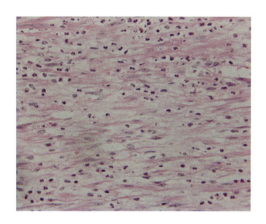

彩图 18　化脓性阑尾炎(400倍)
示阑尾肌层有大量中性粒细胞
浸润,平滑肌细胞可见损伤

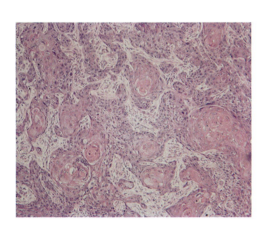

彩图 19　鳞状细胞癌(100倍)
高分化鳞癌,癌细胞排列成癌巢,实
质与间质分解清楚,癌巢中央可见同
心圆排列红染的角化物质,即角化珠

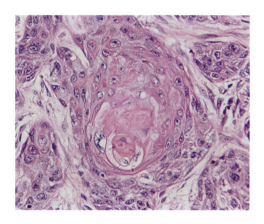

彩图 20　鳞状细胞癌(400倍)
高分化鳞癌,癌细胞排列成癌巢,
癌巢中央有角化珠,细胞之间可见
细胞间桥,但细胞异型性明显

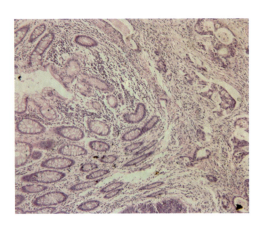

彩图 21　直肠腺癌(100 倍)
癌细胞排列成腺管结构,腺管结构
不规则。左侧为正常的肠黏膜

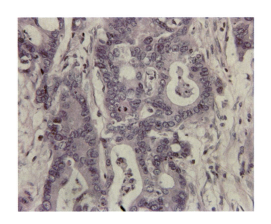

彩图 22　直肠腺癌(400 倍)
癌性腺管不规则;癌细胞排列紊乱,
核大染色深,可见病理性核分裂象

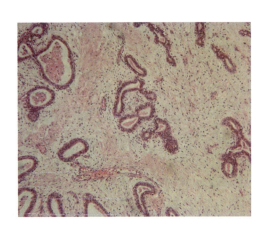

彩图 23　乳腺纤维腺瘤(100 倍)
肿瘤组织由增生的腺管和纤维组织构成。
增生的腺管大小形状不一,排列不规则

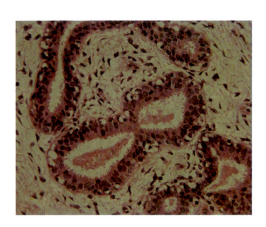

彩图 24　乳腺纤维腺瘤(400 倍)
腺管上皮呈立方形,大小、形状较一致;
周围的结缔组织疏松,细胞与纤维细胞相似

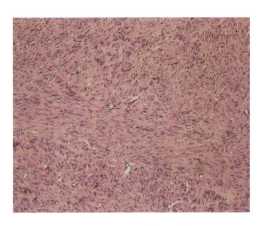

彩图 25　平滑肌瘤（100 倍）
瘤组织由分化成熟的平滑肌细胞
构成，排列纵横交错，呈编织状

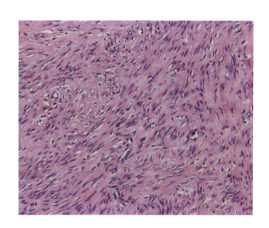

彩图 26　平滑肌瘤（200 倍）
肿瘤细胞大小一致，呈梭形，胞质红
染，与平滑肌细胞相似，纵横交错排列

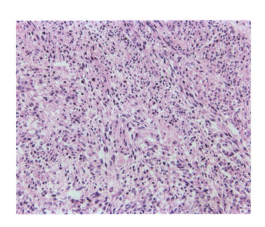

彩图 27　平滑肌肉瘤（100 倍）
瘤组织由大量梭形细胞构成，
细胞密集，呈纵横交错排列

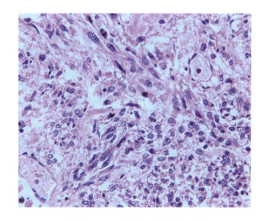

彩图 28　平滑肌肉瘤（400 倍）
瘤细胞呈梭形，核大染色深，
呈棒状，可见病理性核分裂象

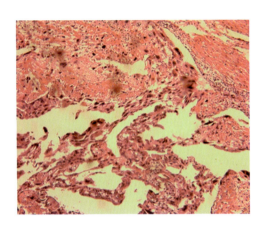

彩图 29　绒毛膜上皮癌（100 倍）
在肌层中可见成堆的癌细胞，呈团状、
片状排列，无绒毛结构，其间可见坏死组织

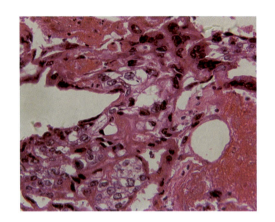

彩图 30　绒毛膜上皮癌（400 倍）
肿瘤由高度异型性的合体滋养层细胞
（胞质红染，核深染，细胞界线不清）
和细胞滋养层细胞（胞浆淡染，核圆形，
细胞界线明显）构成

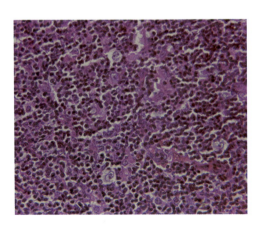

彩图 31　霍奇金淋巴瘤（400 倍）
大量的淋巴细胞之间可见散在的肿瘤
细胞，体积大，染色淡，核大，核仁明显

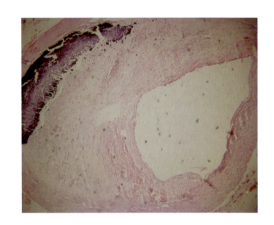

彩图 32　冠状动脉粥样硬化（100 倍）
横切面上可见冠状动脉一侧管壁增厚，
呈新月形（斑块），管腔变窄、偏位。
斑块表面为纤维帽，其下为粥样坏死物
质并伴有钙化（深蓝色区域）

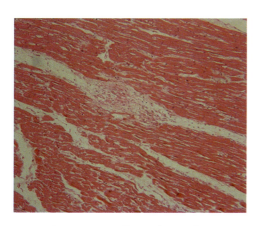

彩图 33　风湿性心肌炎(100倍)
心肌间质内可见一典型的风
湿小体,梭形,境界清楚

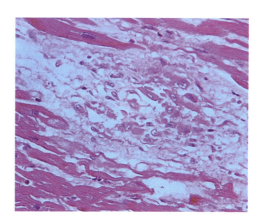

彩图 34　风湿性心肌炎(400倍)
风湿小体中央可见少量红染的纤维素样坏死,
周围有较多的风湿细胞,及少量的淋巴细胞浸润

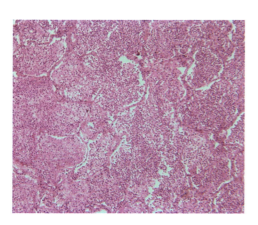

彩图 35　大叶性肺炎(100倍)
肺泡结构清楚,肺泡腔内
可见大量炎性渗出物

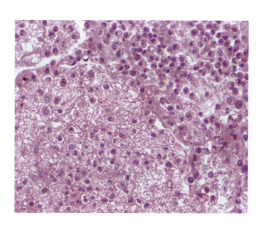

彩图 36　大叶性肺炎(400倍)
肺泡腔内渗出物为大量的纤维素、
嗜中性粒细胞和少量巨噬细胞

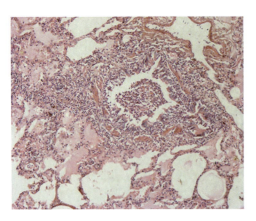

彩图 37　小叶性肺炎（100 倍）
病变累及以细支气管为中心的肺小叶
结构，细支气管及肺泡腔内为炎性渗出物

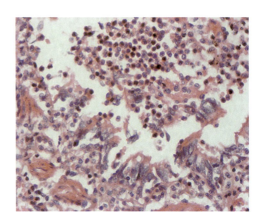

彩图 38　小叶性肺炎（400 倍）
细支气管部分上皮变性、坏死脱落，
细支气管及肺泡腔内充满大量的中性粒细胞

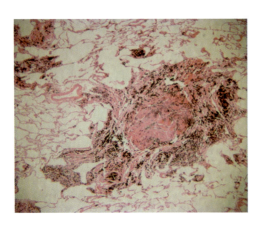

彩图 39　硅肺（40 倍）
肺组织内可见硅结节及肺组织纤维化，结节周
围肺泡扩张，硅结节内可见黑色的硅尘颗粒

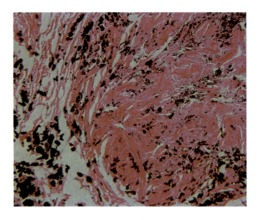

彩图 40　硅肺（200 倍）
硅结节主要由均质红染的玻璃样
变的纤维组织构成，呈同心圆排列

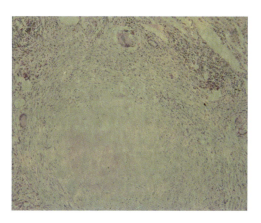

彩图 41　肺结核(100 倍)

肺组织内可见结节状结构,结节中央可见
红染均质的颗粒状结构,即干酪样坏死,
周围可见类上皮细胞和朗汉斯巨细胞,
在外围有纤维细胞增生及炎细胞浸润

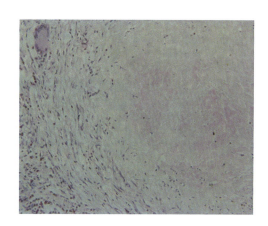

彩图 42　肺结核(200 倍)

红染的颗粒状物为干酪样坏死,坏死周围
有类上皮细胞,左上角可见朗汉斯巨细胞,

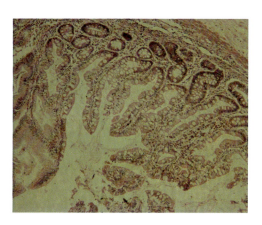

彩图 43　慢性萎缩性胃炎(100 倍)

胃黏膜固有层腺体体积变小,
黏膜层变薄,可见肠上皮化生

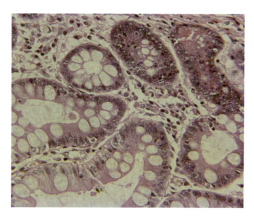

彩图 44　慢性萎缩性胃炎(400 倍)

胃黏膜肠上皮化生,间质淋巴细胞、浆细胞浸润

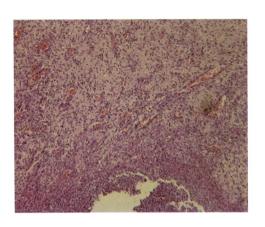

彩图 45　消化性溃疡病(100 倍)
表面可见炎细胞渗出，其下依次
为坏死组织、肉芽组织及疤痕组织

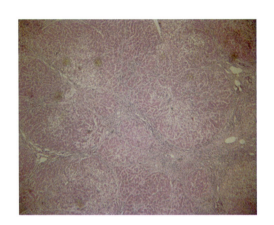

彩图 46　门脉性肝硬化(40 倍)
可见肝小叶结构破坏，由纤维组织
包绕肝细胞团形成的假小叶取代

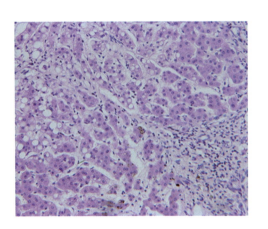

彩图 47　门脉性肝硬化(200 倍)
假小叶内肝细胞排列紊乱，中央静脉缺如，
部分肝细胞脂肪变性、细胞水肿，纤维
间隔内慢性炎细胞浸润，小胆管增生

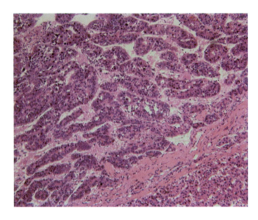

彩图 48　肝细胞癌(100 倍)
右下有压迫的正常肝组织，其余为
肝癌，癌细胞排列成梁状或巢状

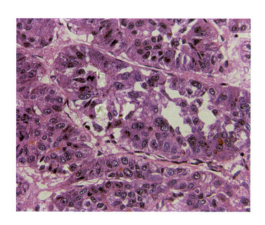

彩图 49　肝细胞癌（400 倍）
癌细胞排列成梁状或巢状,癌细胞大小形态不一,核染色深浅不一,可见病理性核分裂象

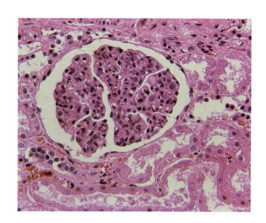

彩图 50　急性肾小球肾炎（400 倍）
肾小球体积增大,细胞数目增多,伴有中性粒细胞和单核细胞浸润,毛细血管腔狭窄甚至闭塞

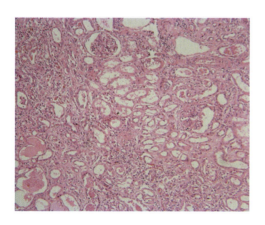

彩图 51　慢性肾小球肾炎（100 倍）
部分肾小球纤维化玻璃样变,肾小管萎缩、消失,间质纤维增生;病变轻的代偿性肥大

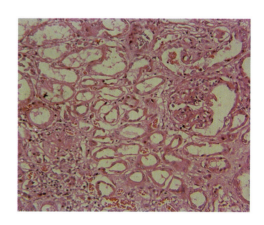

彩图 52　慢性肾小球肾炎（200 倍）
左下角可见纤维化玻璃样变的肾小球,周围肾小管萎缩消失,右上肾小球病变相对较轻,周围肾小管扩张

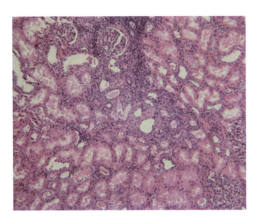

彩图 53　慢性肾盂肾炎(100 倍)
病变呈局灶性,病变部位肾小管萎缩、
消失,部分肾小管腔内可见胶样管型,
大量炎细胞浸润,肾小球基本正常

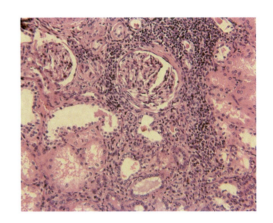

彩图 54　慢性肾盂肾炎(200 倍)
病变部位肾小管萎缩、消失,部分肾小管
腔内可见胶样管型,大量炎细胞浸润,
肾小球基本正常

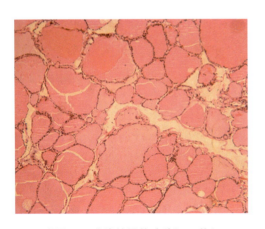

彩图 55　非毒性甲状腺肿(100 倍)
滤泡明显扩大,滤泡腔内充满红染均质的胶质

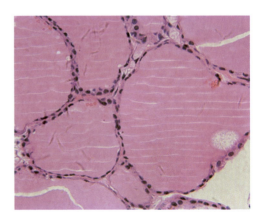

彩图 56　单纯性甲状腺肿(胶质储积期,400 倍)
滤泡腔高度扩张,充满胶质,滤泡上皮扁平

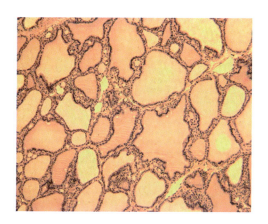

彩图 57　毒性甲状腺肿（100 倍）

滤泡大小不等，上皮增生呈乳头状凸

向滤泡腔，周边有大小不等的吸收空泡

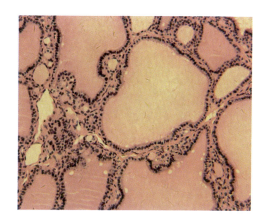

彩图 58　毒性甲状腺肿（200 倍）

滤泡上皮增生呈乳头状，细胞呈高

柱状，周边有大小不等的吸收空泡

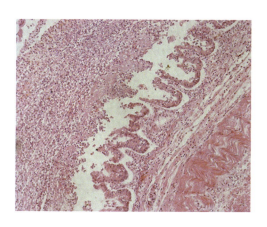

彩图 59　细菌性痢疾（100 倍）

肠黏膜表层上皮坏死脱落，表面

覆盖大量炎性渗出物（假膜）

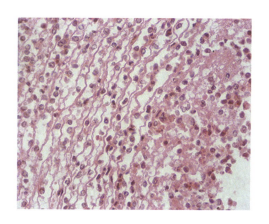

彩图 60　细菌性痢疾（400 倍）

假膜主要由丝状的纤维素、炎

症细胞及坏死脱落的上皮构成

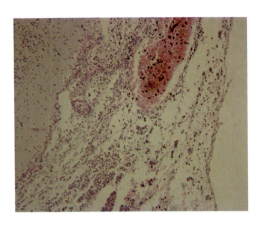

彩图 61　流行性脑脊髓膜炎(100 倍)
蛛网膜下腔扩大,内有大量的
渗出物,脑膜血管扩张充血

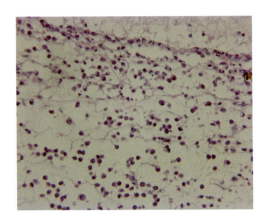

彩图 62　流行性脑脊髓膜炎(400 倍)
蛛网膜下腔内的渗出物主要
是中性粒细胞,还有少量淋巴细胞

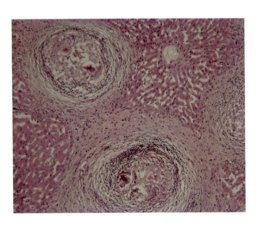

彩图 63　血吸虫性肝硬化(100 倍)
门管区可见大小不等的结节,结节中央
有坏死的虫卵,周围有较多的纤维围绕

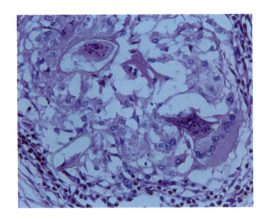

彩图 64　血吸虫性肝硬化(400 倍)
慢性虫卵结节:内有坏死崩解的虫卵、
类上皮细胞,以及吞噬虫卵的异物巨细胞,
外围有纤维增生和淋巴细胞浸润